Dieta Chetogenica Per Dimagrire

21 Giorni Di Piano Alimentare +60 Ricette E Workout

Lucrezia Sandri

"Il dottore del futuro non darà medicine, ma invece motiverà i suoi pazienti ad avere cura del proprio corpo, alla dieta, ed alla causa e prevenzione della malattia."

- THOMAS ALVA EDISON

DISCLAIMER

Questo manuale ha lo scopo di fornire al lettore un quadro espositivo completo dell'argomento oggetto dello stesso "Dieta Chetogenica Per Dimagrire: 21 Giorni Di Piano Alimentare +60 Ricette E Workout" Le informazioni in esso contenute sono verificate secondo studi scientifici, tuttavia l'autore non è responsabile di come il lettore applichi le informazioni acquisite.

Indice

Introduzione

Iniziamo con ciò che si deve fare, che ovviamente indica anche ciò che non si deve fare: qualora il vostro problema fisico sia un problema serio, prima di adottare una qualsivoglia dieta, occorre senza indugi rivolgersi ad un medico specialista che, in prima battuta, prescritti gli accertamenti del caso, farà una valutazione di quale sia il vostro stato di salute e suggerirà le strade e le soluzioni migliori e compatibili da intraprendere.

Pertanto, qualsiasi pubblicazione o integratore ha solamente un valore di orientamento, completamento e di integrazione delle linee delineate dal medico competente in materia.

Ricordate che una dieta, anche la migliore, influisce sull'equilibrio del vostro metabolismo, e un uso improprio e assolutamente "fai da te", magari estremizzato per raccogliere frutti visibili in poco tempo, può determinare scompensi e conseguenze anche fortemente negativi.

Pertanto, in linea di massima, la presente esposizione si rivolge a persone in buona salute e con problematiche ragionevolmente trattabili con una dieta flessibile e non eccessivamente invasiva e costrittiva.

La conoscenza, la ragionevolezza e la prudenza sono strumenti aggiuntivi e indispensabili per un percorso percorribile con tranquillità.

In questo libro si danno indicazioni, informazioni e consigli per suggerirvi di rivolgervi alla dieta chetogenica come migliore soluzione attuale per risolvere i vostri problemi di peso, che spesso nascono da un cattivo rapporto che avete con il cibo e con il vostro corpo.

Se lo ritenete, fate una prova soft e valutate se la dieta corrisponde ai vostri desideri e se realmente comincia ad apportare i benefici che la caratterizzano.

Come in tutte le cose non siate "estremi", perché anche questo atteggiamento è sintomo di una cattiva predisposizione mentale.

Pertanto, vi daremo un'idea e degli strumenti semplici per approcciarvi con il giusto piglio alla dieta chetogenica: se avrete disponibilità e convinzione vedrete che sarà semplice impegnarvi in un percorso serio e duraturo, a questo punto guidato, come si è detto, da uno specialista competente che vi accompagnerà in maniera efficace su questa strada, evitando che commettiate errori.

Capitolo 1
Cos'è la dieta chetogenica?

La dieta chetogenica, chiamata anche dieta keto, è un regime alimentare che prevede un serio contenimento dei carboidrati alimentari in modo da innescare un cambiamento metabolico nel nostro organismo, che produrrà col tempo sempre più corpi chetonici e porterà il nostro corpo a ricavare l'energia di cui necessita dai grassi e non dal glucosio.

La dieta ha come scopo principale quello dello stato di chetosi, nel quale il nostro corpo produce delle molecole chiamate chetoni direttamente a partire dalle molecole di grasso; questi chetoni si trasformano, dunque, nella principale fonte di energia del nostro corpo in sostituzione ai carboidrati.

Pertanto, la dieta chetogenica può causare una perdita di peso in quanto, nel momento in cui il nostro corpo, in seguito al cambiamento metabolico, si abitua ad utilizzare il grasso per ricavare l'energia necessaria, attinge alle riserve di grasso corporeo anziché bruciare carboidrati ed immagazzinare l'energia in eccesso sottoforma di adipe.

In questa tipologia di protocollo alimentare a bassissimo contenuto di carboidrati, il corpo non troverà più riserve di glucosio a cui attingere energia, per cui sarà obbligato a trovare una fonte alternativa, in questo caso i chetoni prodotti dal nostro fegato.

La dieta chetogenica, quindi, porterà il nostro organismo a funzionare principalmente con i grassi anziché con il glucosio, bruciandoli ed entrando in chetosi.

Soprattutto a causa dell'abbassamento dei livelli di insulina che questo tipo di dieta comporta, il consumo dei grassi diventerà via via maggiore e andrà ad intaccare definitivamente i grassi immagazzinati come grasso adiposo.

La dieta chetogenica è di fatto una dieta proteica, poiché prevede una diminuzione dei carboidrati (meno di 50 g al giorno), un aumento delle proteine e un aumento, sostanzialmente, dei grassi, di cui spiegheremo meglio in seguito i dettagli.

Considerando, quindi, che in media il nostro organismo ha bisogno per funzionare correttamente di una quantità minima di glucosio pari a 180 g al giorno, quando riduciamo drasticamente l'apporto giornaliero di glucosio, il nostro corpo dovrà ricavare quella stessa energia da altre fonti, ossia i grassi. Proprio in virtù del suo funzionamento, la dieta chetogenica viene considerata da tempo uno dei principali e più efficaci metodi per combattere l'obesità, dietro consulto medico.

Ma perché la dieta chetogenica è considerata rivoluzionaria nell'approccio e nell'efficacia? Tutto sta nel suo principio di funzionamento.

Molti di noi sono portati a seguire una dieta tipicamente ad alto contenuto di carboidrati (pane e pasta in primis), alla base della piramide alimentare del nostro Ministero della Salute, con conseguente sfruttamento delle riserve di glucosio prodotto dalla scomposizione dei carboidrati per ottenere l'energia necessaria per il corretto funzionamento del nostro organismo.

In seguito al processo di scomposizione dei carboidrati in glucosio, quest'ultimo viene assorbito dal flusso sanguigno che lo trasporta nelle diverse parti del nostro corpo.

Le rilevanti quantità di glucosio nel sangue porteranno le cellule beta del pancreas a secernere insulina, che ha lo scopo principale di aiutare le cellule nell'assimilazione del glucosio mentre il sangue con alte concentrazioni di glucosio scorre in diverse porzioni del nostro organismo. Il ruolo dell'insulina è, dunque, fondamentale per l'assimilazione del glucosio da parte delle nostre cellule e rivela come il nostro corpo sia una macchina perfetta.

Infatti, il nostro organismo predilige il consumo di glucosio come "combustibile" per due ragioni principali: la prima è che l'utilizzo del glucosio è relativamente semplice e produce istantaneamente energia, la seconda è che bruciando zuccheri si mantengono bassi i valori della glicemia nel sangue che, se troppo alti, potrebbero causare seri danni alle nostre cellule, come l'iperglicemia.

Quando, infatti, il livello di zuccheri nel nostro corpo è molto alto, il glicogeno (la riserva energetica glucidica) viene immagazzinato nel fegato e nelle cellule muscolari.

Quando poi le nostre riserve di glicogeno sono eccessive, il fegato è costretto a convertire il glucosio in eccesso in acidi grassi e glicerolo che vengono trasportati in diverse parti del corpo ed immagazzinati nei trigliceridi (cellule grasse alla base del grasso viscerale).

È questo che si tramuta nel vero e proprio aumento di peso.

Questo significa che alla base dell'aumento di peso c'è l'assunzione eccessiva di carboidrati in quanto il glucosio, ottenuto dalla loro scomposizione, si trasforma poi in trigliceridi/grassi.

L'obiettivo della dieta chetogenica è proprio quello di ridurre in maniera significativa la quantità di carboidrati assunti quotidianamente e, rispettivamente, aumentare moderatamente l'assunzione di grassi e proteine. Questo regime alimentare porterà il corpo a rimediare sui grassi per produrre energia.

Quando riduciamo l'assunzione di carboidrati, diminuisce la quantità di zuccheri presenti nel sangue.

Anche la quantità di insulina viene ridotta, poiché questa viene secreta in base alla concentrazione di glucosio nel sangue.

Quindi, in un certo senso, così viene interrotto il meccanismo con cui il corpo "immagazzina grasso". Perché? Perché la diminuzione dei carboidrati porta il nostro corpo a consumare il suo glucosio, con conseguente diminuzione del livello di insulina.

Quando il nostro organismo rileva un abbassamento dei livelli di insulina, il pancreas inizia a secernere il glucagone, un ormone che ha la funzione di segnalare al fegato di convertire il glicogeno a sua disposizione in glucosio. Le riserve di glicogeno, tuttavia, non sono illimitate e, una volta terminate, spingeranno il nostro corpo a cercare un'altra fonte di energia.

Il nostro corpo, quindi, inizierà a rilasciare i trigliceridi dai depositi di grasso per condurli al fegato al fine di scomporli in acidi grassi e glicerolo. Gli acidi grassi serviranno a dotare di energia alcune cellule del corpo, mentre altre non hanno la capacità di utilizzarli.

A questo punto il corpo metterà in atto una serie di processi che porteranno alla scomposizione degli acidi grassi in corpi chetonici attraverso un processo noto con il nome di chetosi.

I chetoni, o corpi chetonici, sono molecole di energia al pari del glucosio e, proprio come lui, possono essere utilizzati da oltre il 70% delle nostre cellule, comprese quelle cerebrali.

(se cerchi di dimagrire rapidamente utilizza 13 non lo consiglierei, se vuoi una maggiore diminuzione del grasso corporeo usa 15 e se vuoi mantenere o magari mettere su massa muscolare magra, allora usa 17)

Peso corporeo in libbre x 15= a

Proteine per giorno 1g per peso corporeo in libbre= b Bx4=c (c= numero di calorie assegnate al giorno al limite di proteine).

a-c= d (d= quantità di calorie da assegnare all'assunzione di grassi).

D/9= g giornalieri di grassi da consumare.

Il calcolo finale dovrebbe riportare un numero molto alto di grassi da assumere.

Ora, per quelli di voi che si pongono domande sui livelli di energia... Soprattutto per l'allenamento perché non ci sono carboidrati, con una quantità così alta di grassi nella dieta vi sentirete piuttosto pieni e il grasso è un'ottima fonte di carburante per il vostro corpo.

(Un adattamento che ho apportato è stato quello di mangiare un bel filetto di pesce circa un'ora prima di allenarmi e trovo che mi dia energie a sufficienza per sostenere l'allenamento).

(Sono consapevole delle discussioni fatte sul non assumere grassi 2-3 ore prima dell'allenamento.

Anche se non assumerò grassi nelle 2-3 successive all'allenamento perché voglio un assorbimento rapido e il flusso di sangue allora, non vedo alcun problema a rallentare tutto prima dell'allenamento in modo che il mio corpo possa avere accesso ad una fonte di energia a digestione lenta).

La chetosi nella scienza

Chetosi: è da questa parola che deriva il nome della dieta chetogenica. Durante la chetosi il corpo ricava il suo nutrimento dalle cellule di grasso. Sembra fantastico, vero? Se il vostro corpo potesse bruciare tutto quel grasso per ottenere energia? Bene, ho delle ottime notizie da darvi.

Questo è esattamente ciò che succede con la dieta chetogenica!

L'intero processo di chetosi è attivato da una minuscola molecola del nostro corpo chiamata chetone.

I chetoni sono delle molecole da cui il corpo può ricavare energia.

Mentre il glucosio è la fonte primaria di energia, i chetoni sono le uniche altre molecole in grado di fornire a tutto il nostro corpo - compreso il nostro cervello - l'energia di cui ha bisogno per funzionare.

Fondamentalmente, i chetoni sono prodotti dal grasso quando ci sono basse quantità di glucosio in circolo nell'organismo.

Il nostro corpo utilizza quindi le molecole di chetoni per produrre energia.

Ma come vengono prodotti i chetoni? Semplice! Le molecole di grasso che il nostro corpo ha immagazzinato vengono trasportate al fegato.

Nel fegato, il grasso viene trasformato in chetoni.

Queste molecole entrano nel nostro flusso sanguigno una volta lasciato il fegato e sono utilizzate dalle cellule del corpo come fonte di energia. Esattamente come viene utilizzato il glucosio.

A differenza della maggior parte delle altre molecole, la molecola chetonica può effettivamente passare nel cervello.

Questa è la peculiarità più importante della dieta chetogenica! Con il glucosio che non fornisce più energia al corpo, il cervello ha bisogno di procurarsi il carburante da qualche altra parte, e poiché il cervello non è in grado di scindere il grasso, questo potrebbe presentare un problema.

Fortunatamente, i chetoni possono passare al cervello e fornirgli tutta l'energia necessaria per farlo funzionare correttamente. Incredibile!

Ci sono due modi per entrare nello stato di chetosi, e li spiegherò più avanti in questa guida.

Entrare nello stato di chetosi può avvenire sia attraverso il digiuno intermittente che attraverso il mantenimento di una dieta chetogenica.

Tenete presente che la parte più sorprendente della chetosi è che anche il vostro cervello riceve energia e nutrimento! E lo riceve da una molecola derivata dal grasso.

Molte persone pensano che il cervello faccia affidamento solo sui carboidrati per funzionare correttamente.

E se è vero che il cervello consumerà i carboidrati che gli forniamo, è anche vero che in assenza di carboidrati assorbirà altrettanto facilmente i chetoni che il nostro corpo produce.

Ecco perché avere una dieta a basso contenuto di carboidrati è essenziale per il buon esito della dieta chetogenica.

Ma come funziona esattamente il processo di chetosi?

Di solito, il vostro corpo e il vostro cervello utilizzano i carboidrati come fonte di energia.

Molte persone non si rendono conto che questo non è l'unico modo in cui il nostro corpo può ricevere energia!

Quando si entra nello stato di chetosi, si interrompe l'apporto di glucosio al corpo.

Questo significa che per svolgere funzioni vitali come la respirazione, il vostro corpo ha bisogno di trovare un'altra fonte di energia.

Quando digiunate o riducete drasticamente l'apporto di carboidrati, limitate la quantità di glucosio presente nel corpo.

Bassi livelli di glucosio inviano un indicatore al corpo che ha bisogno di produrre energia.

Questo fa sì che il corpo entri nello stato metabolico di chetosi. Entrare in questo stato può richiedere da tre giorni a una settimana.

Ci sono alcuni sintomi che potreste sentire durante questo periodo che esamineremo più avanti.

Una volta entrati nello stato di chetosi, il fegato trasforma le cellule adipose in molecole di chetoni.

I chetoni sono una fonte di energia complementare al glucosio.

Poiché la dieta chetogenica si basa sull'utilizzo del grasso per la produzione di energia, è qui che entra in gioco la perdita di peso.

Il vostro corpo e il vostro cervello ora si affidano al grasso trasformato attraverso il fegato in chetoni per avere energia: il corpo inizierà quindi a scomporre e ad utilizzare il grasso immagazzinato nel vostro corpo, e questo porterà ad una perdita di peso. Non è incredibile?

Il risultato finale, una volta che il vostro corpo è entrato nel suo pieno stato metabolico di chetosi, sarà un abbassamento della produzione di glucosio e un aumento della decomposizione dei grassi.

Ci saranno alcuni segnali specifici che indicano che il vostro corpo è entrato in chetosi.

In questo modo saprete esattamente a cosa fare attenzione quando inizierete il vostro viaggio con la dieta chetogenica.

Come sapere se si è in chetosi
L'obiettivo principale della dieta chetogenica è quello di spingere il corpo in uno stato metabolico chiamato chetosi.

La chetosi, come spiegato, è il processo di scomposizione del grasso nel fegato per produrre molecole di chetoni.

Queste molecole, a loro volta, forniscono energia che può sostenere sia le funzioni corporee sia quelle cerebrali.

Quindi, come si fa a sapere quando il proprio corpo è entrato in chetosi? Va innanzitutto valutato il tempo: possono essere necessari da tre giorni a una settimana (a seconda di come ci si abitua alla dieta chetologica).

Può sembrare strano, ma uno dei primi segnali che indicano che il vostro corpo è in pieno stato di chetosi è l'alito cattivo.

La maggior parte delle persone riferisce che il loro alito assume un odore fruttato o un cattivo odore quando iniziano la dieta chetogenica.

La ragione per cui la maggior parte delle persone che seguono una dieta chetogenica soffre di alito cattivo è semplicemente dovuta all'acetone composto, che si trova nelle molecole di chetoni.

L'acetone viene espulso dal corpo attraverso l'urina e il respiro.

Quindi, questo è il motivo per cui molti riferiscono di avere l'alito cattivo durante la dieta chetogenica.

La maggior parte delle persone che seguono una dieta chetogenica compensa questo problema lavandosi i denti più volte al giorno e utilizzando gomme o mentine senza zucchero.

Ricordate di controllare sempre le etichette delle vostre gomme da masticare per verificare che non siano presenti carboidrati! Fate attenzione a non uscire dallo stato di chetosi, visto che avete lavorato duramente per arrivarci!

L'altro segnale che indica il raggiungimento della chetosi - probabilmente il segnale che vi entusiasmerà di più - è la perdita di peso.

Poiché la dieta chetogenica è una dieta a basso contenuto di carboidrati, è possibile perdere molto peso se viene eseguita correttamente.

Gli studi sulla perdita di peso hanno dimostrato che con la dieta chetogenica si assiste a una perdita di peso sia a breve sia a lungo termine.

A differenza di altre diete in cui si perde molto peso velocemente e si lotta per mantenere gli obiettivi raggiunti a lungo termine, la dieta chetogenica continuerà a offrire benefici di perdita di peso anche a lungo termine.

Generalmente, durante la prima settimana di chetosi, le persone sperimentano una perdita di peso piuttosto rapida.

La perdita di peso iniziale è semplicemente data dall'utilizzo massiccio dei carboidrati immagazzinati e dalla perdita di acqua.

Dopo questo primo periodo, la perdita di peso dovrebbe essere costante nel tempo, a patto che si segua lo schema base della dieta, altrimenti risulterà estremamente difficile ottenere i risultati desiderati.

Un altro segnale che indica che si è in chetosi è, naturalmente, un aumento dei livelli di chetoni nel sangue.

Ci sono dei test che si possono acquistare per testare i livelli di chetoni nel sangue.

Questi test sono il modo più semplice per determinare se si è raggiunto lo stato di chetosi.

I test analizzano un composto chiamato beta-idrossibutirrato (BHB) nel sangue. Il test cerca presenza e la quantità di BHB nel sangue.

Il BHB è il chetone primario presente nel sangue. Ogni chetone è composto da tre parti.

L'inconveniente del test per i chetoni è che è necessario pungersi il dito per ottenere una piccola goccia di sangue da testare.

Inoltre, i test possono essere piuttosto costosi.

Ci sono anche altri segnali per definire se il vostro corpo è in chetosi!

Ricordate quell'alito cattivo di cui abbiamo parlato prima? Bene, torniamo indietro. Sono sicuro che avete sentito parlare di un etilometro per verificare i limiti di alcolemia, scommetto che non sapevate che potete usare l'etilometro per misurare il livello di acetone! E poiché l'acetone è uno dei tre componenti principali delle molecole di chetoni, con questo metodo avrete un buon indicatore sul vostro stato di chetosi.

Durante lo stato di chetosi, infatti, il vostro corpo espellerà livelli più alti di acetone.

Anche se questo metodo è meno accurato rispetto alle analisi con il misuratore di sangue di cui sopra, è comunque un metodo sufficientemente sicuro per scoprire se si è raggiunto lo stato di chetosi nutrizionale.

La chetosi nutrizionale è solo un'etichetta che viene data allo stato metabolico in cui il grasso viene bruciato al posto dello zucchero.

È anche possibile utilizzare dei misuratori, sotto forma di strisce, che determinano i livelli di acetone che fuoriescono dal corpo attraverso l'urina.

Queste strisce reattive sono un modo più economico per misurare i livelli di acetone, ma non sono considerate molto affidabili.

Per tutti gli amanti degli spuntini, anche notturni, ho una notizia incredibile per voi! Seguendo una rigorosa dieta chetogenica, è stato dimostrato che l'appetito diminuisce notevolmente.

Questo è un altro segno che indica il raggiungimento della chetosi nutrizionale.

La diminuzione della fame è un sintomo comune della dieta chetogenica.

Nella comunità scientifica ci si interroga ancora sul perché il nostro corpo subisca una diminuzione dell'appetito durante la dieta chetogenica.

La ragione principale che ci è stata fornita finora è che gli ormoni della fame si modificano a seconda di come mangiamo.

Nel corso della dieta chetogenica c'è un generale aumento dell'assunzione di verdure e proteine: l'ipotesi è che queste facciano sì che gli ormoni della fame del nostro corpo cambino e influenzino le nostre abitudini alimentari.

Ci sono alcuni studi che indicano che sono le molecole chetoniche stesse ad avere un impatto sul nostro cervello per ridurre l'appetito.

Quindi, fate attenzione al vostro livello di sazietà. Soprattutto se eravate abituati a fare molti spuntini e ora ne sentite meno l'esigenza, questo potrebbe indicare che avete raggiunto o state raggiungendo lo stato di chetosi nutrizionale.

Un altro possibile indicatore della chetosi è l'aumento improvviso della concentrazione e dell'energia.

Ci sono testimonianze che indicano che all'inizio della dieta chetogenica alcune persone manifestano sintomi simili all'influenza.

Questa è stata giustamente chiamata situazione cheto-influenzale.

Ma superata questa prima fase, i risultati a lungo termine indicano che sia la concentrazione che l'energia aumentano sensibilmente.

La ragione per cui all'inizio ci si può sentire stanchi o particolarmente pigri, è dovuta ai grandi cambiamenti che il corpo sta affrontando.

Si passa dall'utilizzo dello zucchero come fonte di energia all'utilizzo del grasso! Questo richiede che il vostro corpo subisca alcuni cambiamenti e, di conseguenza, potreste non sentirvi al meglio nella prima settimana della dieta chetogenica.

I risultati e gli studi a lungo termine indicano tutti un aumento significativo sia dell'attenzione che dell'energia quando si segue la dieta chetogenica.

La ragione è che le molecole di chetone sono un'importante fonte di energia per il cervello.

Sono state persino utilizzate in studi riguardanti le commozioni cerebrali e la perdita di memoria.

Come già detto, alcune persone soffrono di stanchezza quando iniziano la dieta chetogenica.

Questo sintomo è solo a breve termine, ed è anche un buon segno che indica che si è nelle fasi iniziali della chetosi nutrizionale.

Questo sintomo è spesso il più difficile da gestire e uno dei motivi principali per cui si tende ad abbandonare la dieta chetogenica prima di rendersi conto dei suoi reali benefici.

Tenete presente che è normale provare stanchezza.

Il vostro corpo è stato abituato a funzionare grazie ai carboidrati, e il passaggio ai chetoni può essere difficile e gravoso.

Siate pronti ad affrontare questo sintomo, vi assicuro che c'è una luce in fondo al tunnel.

Il modo migliore per prepararsi alla fatica che si avverte durante questa prima fase è aumentare la quantità di elettroliti nel corpo.

Questi si possono ottenere grazie all'assunzione di integratori.

Una buona guida da seguire quando si utilizzano gli integratori è quella di cercare di gestire circa 1000 mg di potassio, 300 mg di magnesio e 2000 mg di sodio.

Questo aiuterà il vostro corpo a sopportare lo shock di non ricevere più il sale dagli alimenti confezionati ed elaborati.

Un altro sintomo naturale è la diminuzione delle prestazioni atletiche a breve termine.

A causa della perdita di carboidrati nell'organismo, si potrebbe verificare una diminuzione delle prestazioni sportive.

Ma come per gli altri sintomi a breve termine, una volta che il vostro corpo si abituerà ad agire sulle molecole di chetoni, la vostra performance fisica dovrebbe aumentare sino a raggiungere livelli normali.

Poiché la dieta chetogenica comporta importanti cambiamenti nella dieta quotidiana, potrebbe essere possibile avere dei problemi digestivi.

La stitichezza e la diarrea sono comuni in questa fase, poiché sono sintomi comuni che seguono qualsiasi cambiamento dietetico importante.

Una volta terminata la prima fase della dieta, questi sintomi dovrebbero cessare.

Cercate di mangiare verdure che contengono molte fibre.

L'ultimo sintomo più comune che deriva dal cambiamento iniziale della dieta è l'insonnia. Molte persone soffrono d'insonnia o si svegliano nel cuore della notte quando iniziano la dieta chetogenica. Questo è dovuto principalmente alla drastica riduzione dei carboidrati. Una volta che vi sarete abituati alla nuova dieta, il sonno dovrebbe trovare giovamento e migliorare.

Con la dieta chetogenica, è importante ricordare che gli obiettivi che ci si deve prefissare non devono essere esclusivamente a breve termine.

Anche se ci sono molti benefici per la salute, abbracciarne la filosofia della dieta chetogenica può rappresentare un cambiamento di stile di vita! Quindi, i benefici che state osservando sono da valutare nel lungo periodo. Va comunque ricordato che questi benefici sono raggiungibili e alla portata di chiunque segua la dieta chetogenica.

Le origini

La dieta chetogenica era popolare già negli anni '20 e '30.
E lo è diventata soprattutto come trattamento alternativo per chi soffriva di epilessia.
La dieta chetogenica è stata, infatti, introdotta come terapia per chi soffriva di epilessia, poiché alcuni studi avevano dimostrato che i metodi di digiuno contribuivano a ridurre la gravità della patologia.
Con l'avvento di altre terapie anticonvulsivanti (come nuovi farmaci), la dieta chetogenica è stata quasi completamente dimenticata.
Quando però i farmaci non sono stati in grado di aiutare circa il 30 per cento di chi soffriva di epilessia, la dieta chetogenica è stata reintrodotta come alternativa.
Ancora oggi è raccomandata per chi soffre di epilessia in quanto in alcuni casi i suoi effetti si sono dimostrati utili per ridurre e gestire le crisi epilettiche.
Il trattamento per l'epilessia con il digiuno o con una dieta a basso contenuto di carboidrati risale ai tempi dell'antica Grecia.
Tuttavia, fu solo nel 1921 che un endocrinologo di nome Rollin Woodyat trovò nel fegato i tre composti idrosolubili che oggi sono conosciuti come chetoni.
Il Dr. Rollin Woodyat notò che le molecole di chetoni venivano prodotte dal fegato come risultato del digiuno o di una dieta a basso contenuto di carboidrati.
Lo stesso anno in cui Woodyat scoprì dove venivano prodotte le molecole di chetoni, la dieta ricevette il suo nome ufficiale da Russel Wilder e dalla Mayo Clinic prima di essere comunemente usata come trattamento epilettico.
Poco dopo che i farmaci anticonvulsivanti divennero popolari, i medici non ricevettero più una formazione specifica sulla dieta chetogenica.
Questo ha fatto sì che alcuni medici la implementarono in modo scorretto.
Per ottenere risultati ottimali con la dieta chetogenica, è fondamentale che sia utilizzata in modo appropriato e seguita alla lettera, per innescare la produzione e il rilascio di molecole di chetoni.
Mentre la dieta chetogenica stava diventando popolare come terapia per chi soffriva di epilessia, non è passato inosservato l'effetto che aveva sulla perdita di peso: la dieta chetogenica era praticamente sempre accompagnata da un abbassamento del peso corporeo, spesso anche notevole.

Negli anni a seguire la dieta chetogenica è stata scarsamente utilizzata, ma intorno agli anni '90, è tornata a far parlare di sé ed ha raggiunto la notorietà nei primi anni 2000 per l'effetto che aveva sulla riduzione del peso corporeo. Dopo il 2000, la dieta chetogenica, comunemente chiamata Keto, è diventata sempre più popolare e da allora è stata utilizzata con successo da migliaia di persone per perdere peso e tornare in forma.

Negli ultimi anni la popolarità della dieta chetogenica è aumentata anche grazie ai suoi vantaggi in ambito sanitario.

Alcuni studi suggeriscono infatti che i benefici, oltre ad essere legati alla perdita di peso e al controllo dell'epilessia, sono associati anche alla diminuzione del rischio di malattie come il morbo di Alzheimer, il diabete di tipo 2, le malattie cardiache e gli ictus.

Punti chiave

So di avervi appena fornito moltissime informazioni.

Prendetevi un momento per rivedere i punti chiave di questo capitolo.

Ricordatevi che non si tratta di una dieta di un giorno o di una dieta rapida.

I benefici che otterrete alla fine ripagheranno gli sforzi iniziali.

- La dieta chetogenica è in uso dal 1920.

- È stata utilizzata principalmente come terapia per chi soffre di epilessia, soprattutto per i bambini.

- Le diete chetogenetiche hanno diversi benefici per la salute, e la perdita di peso è solo uno di questi.

- La chetosi è il processo di trasformazione del grasso nel fegato in corpi chetonici.

Queste molecole possono essere usate al posto del glucosio per fornire energia al corpo e al cervello.

- La dieta chetogenica può portare molti benefici per la salute, ma potrebbe presentare alcune criticità, soprattutto nella fase iniziale.

I benefici complessivi superano di gran lunga i sintomi a breve termine.

Capitolo 2
Tipi di diete chetogeniche

Il fattore comune di tutte le diete low carb, è il minimo consumo dei carboidrati e un aumento del consumo dei grassi e delle proteine.
Per facilitare la perdita di peso la diminuzione dei carboidrati è fondamentalmente, ma non bisogna eliminarli del tutto, in quanto si riduce la presenza d'insulina nell'organismo, causando il consumo dei grassi corporei e attivando la chetosi.
Essendo una dieta che permette in poco tempo di perdere molto peso, è stata oggetto di molto studi da parte di ricercatori e medici, i quali hanno formulato il loro regime alimentare basato sul principio della chetosi.

Le più conosciute sono:

•   La dieta Atkins: sfrutta il principio della chetosi per facilitare la perdita di peso, si basa su quattro fasi, in ognuna delle quali le percentuali di carboidrati da consumare aumentano, che sono gli unici alimenti ad essere pesati.
La prima è la fase d'induzione, in questa fase il consumo dei carboidrati è di soli 20 grammi al giorno, questo seve per attivare lo stato di chetosi.
La fase della perdita di peso, qui il consumo di carboidrati aumenta di 5 grammi al giorno.
La fase di pre mantenimento, i carboidrati aumentano di 10 grammi al giorno, in questo modo si stabilisce la giusta percentuale di carboidrati da consumare per non riprendere peso.
La fase di mantenimento, stabilita l'esatta percentuale di carboidrati da consumare, si potrà tornare a un'alimentazione più regolare.

•   La dieta Dukan: anche questo regime alimentare è diviso in quattro fasi, viene diminuito il consumo non solo dei carboidrati ma anche dei grassi, lasciando ampio margine per le proteine.
Ogni fase prevede un menù da seguire, con una lista di 100 alimenti da selezionare per realizzare le proprie ricette di ogni giorno.
Le basi della dieta Dukan sono quelle di mangiare a volontà fino a saziarsi, senza pesare gli alimenti o calcolare le calorie.
I carboidrati sono quasi completamente eliminati, il consumo di grassi è molto ridotto mentre si dà molto spazio alle proteine, prevedendo il consumo di carni magre.

•	La dieta South Beach: prevede tre fasi, che prevedono di eliminare determinati alimenti che favoriscono la produzione di insulina nell'organismo.

La prima fase, elimina completamente gli alimenti che contengono carboidrati, facendo consumare solo cibi che includono proteine, grassi e le verdure.

La seconda fase, prevede un consumo minimo di carboidrati, soprattutto quelli contenuti nei legumi, negli alimenti integrali, nella frutta e nel latte.

La terza fase, detta di mantenimento, prevede un consumo giornaliero di tre porzioni di cereali e tre porzioni di frutta, consumando le stesse quantità di grassi e proteine.

•	La dieta Scarsdale: gli alimenti che si possono consumare giornalmente sono suddivisi nel 43% di proteine, 34% di carboidrati e 22% di grassi.

Si possono bere caffè, tè, non zuccherati e acqua mentre sono vietate le bevande gasate e alcoliche.

L'olio che sia di oliva, extra vergine di oliva, di semi o qualsiasi altro tipo sono vietati, gli unici condimenti consentiti sono l'aceto e il limone.

Le proteine devono essere assunte da carni magre, preferendo la carne di pollo e tacchino a quella di manzo.

Prevedendo un apporto calorie di 800 massimo 1000 calorie al girono, la dieta Scarsdale può essere seguita per poco tempo.

•	La dieta Metabolica: ha una durata di 4 settimane, nelle quali si dovrà stabilire le giuste quantità di carboidrati da consumare.

Si divide in due fasi, la prima fase, detta di scarico, ha una durata di 12 giorni, dove si dovranno consumare una percentuale stabilita di grassi, carboidrati e proteine.

Il 50% massimo 60% dovrà essere composta dai grassi, il 30% massimo 50% dalle proteine e 30 grammi di carboidrati.

La seconda fase, detta di carica, della durata di 2 giorni, dove le percentuali per il consumo dei carboidrati aumenteranno, aggirandosi dal 35% massimo al 55%, a discapito delle percentuali del consumo delle proteine che scenderanno al 15% massimo 30% e dei grassi che saranno del 25% massimo 40%.

Una volta finite le 4 settimane di dieta, si passa alla fase di mantenimento, che dura 1 settimana, di cui 5 giorni di scarico e 2 giorni di ricarica.

•	La dieta Sirt: diventata molto popolare grazie a personaggi famosi, come Pippa Middleton, sorella di Kate, e la cantante Adele che, più o meno in un anno, ha perso circa 30 chili.

Questa dieta si basa sul consumo di determinati alimenti che contengono degli enzimi chiamati "sirtuine" che favoriscono la perdita di peso, riducendo il senso di fame e bruciando più calorie velocizzando il metabolismo. fame e aumentano il consumo di calorie.

La dieta sirt, ha una durata di 3 settimane. Si basa sul consumo di centrifugati di verdure nei primi 3 giorni, in questo modo si attivano le sirtuine.

Nei 4 giorni seguenti, a pranzo e a cena non si consumeranno centrifugati, ma pasti solidi, arrivando a un consumo di 1500 Kcal giornalieri.

Nella prima settimana si possono anche perdere 5 chili. Nelle due settimane successive, si cercherà di mantenere il peso che si è perso nella prima settimana, Consumando fino a 2000 kcal al giorno, facendo 3 pasti al giorno e bevendo un centrifugato.

Le diete sopra elencate, sono solo alcune delle varianti della dieta chetogenica, ne esistono molte alte, ma queste sono le più conosciute.

Dieta chetogenica e dieta low fast: ecco le differenze

La dieta chetogeniche fa parte delle diete low carb, ovvero una dieta a basso contenuto di carboidrati, aumentando il consumo delle proteine e dei grassi. Il principio su ci si basano le diete low carb, è quello di ridurre o eliminare del tutto il consumo dei carboidrati e gli alimenti che lo contengono, come i cibi che sono realizzati con le farine, quindi pasta pane, dolci e alcuni tipi di frutta, verdure e ortaggi.

In questo modo si attiva un processo detto chetosi, che favorisce la perdita di peso, in quanto induce l'organismo a brucare i grassi.

La dieta low fat, cioè una dieta a basso contenuto di grassi, è basata sulla diminuzione dei consumi di alimenti contenti grassi, riducendo l'utilizzo di condimenti come l'olio, formaggi, frutta secca e carne rossa, aumentando il consumo dei carboidrati.

Il grasso, dà all'organismo un apporto calorico molto importante per lo svolgimento delle funzioni vitali e non del nostro corpo, quindi riducendo il consumo di questo macronutriente, si avrà una perdita di peso.

Ma in tutte le diete e non fa eccezione la dieta low fat, ci deve essere una piccola percentuale di grassi che l'organismo deve consumare, in quanto, pur non avendo un effetto saziante, danno un apporto calorico indispensabile per l'organismo.

Se non si ha il giusto apporto di tutte le sostanze nutritive di cui l'organismo ha bisogno, si potranno riscontrare problemi anche gravi con il tempo.

Per questo motivo, ma non solo, è consigliabile, rivolgersi a un professionista, di non seguire questo percorso alimentare per un lungo periodo ma soltanto per un tempo limitato e soprattutto di non sperimentare una dieta fai da te!

Meglio una dieta low carb o low fat?

Ma non possiamo dire che una sia meglio dell'altra, entrambe le diete si basano su principi diversi, ma favoriscono la perdita di peso.

Bisognerà tenere conto delle nostre patologie, delle nostre condizioni di salute, dei nostri gusti personali, sullo stile di vita che conduciamo e una serie di fattori che ci possono indirizzare per la scelta di un tipo di dieta diversa da quella a cui stavamo pensando.

La dieta deve essere facile da seguire, che non interferisca con la nostra vita quotidiana e gli impegni di lavoro, in modo da non diventare stressante con l'andare del tempo e indurci a smettere di seguire questo percorso alimentare.

Una dieta sostenibile nel tempo, può farci cambiare le nostre abitudini alimentari, facendoci abituare a uno stile alimentare più sano ed equilibrato, aiutandoci a perdere peso, senza riprenderlo con il passare degli anni.

Prima di iniziare una dieta, dobbiamo valutare molti fattori, bisognerà tenere in considerazione il fabbisogno calorico, il tipo di metabolismo che abbiamo, dello stile di vita che conduciamo e di quello alimentare, se si pratica attività fisica o si ha una vita sedentaria.

Tutti questi fattori influiscono sul tipo di dieta da scegliere, che deve essere sano ed equilibrata, che preveda il consumo di cibi facili da reperire e cucinare, con piatti da realizzare semplici ma gustosi e appaganti per il palato.

La dieta deve essere equilibrata e bilanciata, deve tenere conto del fabbisogno calorico, del metabolismo del soggetto, dello stile di vita e delle attività fisiche che si praticano.

Per questi motivi le diete low fat e low carb, sono dei regimi alimentari, che possono essere seguiti per un breve periodo di tempo, non possono essere seguite per lunghi periodi, in quanto possono provocare dei problemi all'organismo.

Una dieta per essere equilibrata dovrà avere il giusto consumo di macronutrienti e i micronutrienti, in modo che nel lungo periodo non si abbiamo carenze nutrizionali che potrebbero causare anche problemi gravi di salute.

I macronutrienti ovvero le sostanze nutritive di cui l'organismo ha bisogno in grandi quantità, come le i lipidi o grassi, proteine e carboidrati.

I micronutrienti, sono delle sostanze nutritive di cui l'organismo ne ha bisogno in minima quantità, come le vitamine e i sali minerali.

Sia i macronutrienti che i micronutrienti apportano delle sostanze nutritive che aiutano l'organismo a tutte le funzioni necessarie per vivere.

Che sia una dieta low carb o una dieta low fat, si perderanno in ogni quei chili di troppo, anche se i principi su cui si basano sono diversi.

L'importante è valutare insieme a un medico o un nutrizionista, la dieta migliore per le proprie esigenze, che a lungo termine non provochi problemi di salute e che ci faccia raggiungere gli obiettivi stabili.

Capitolo 3
Alimenti consentiti e non

Alimenti che possono essere presenti nella dieta chetogenica e alimenti da evitare per non vanificare il buon esito della dieta stessa.
caratteristiche nutrizionali e caloriche di questi alimenti.
La chiave per qualsiasi dieta sana è mangiare cibi provenienti da filiere controllate, sostenibili, possibilmente biologici e integrali.
Quando seguite una dieta chetogenica, è opportuno cercare ingredienti compatibili con tale dieta ed evitare quelli che non lo sono.
Con una dieta chetogenica, hai bisogno di molti grassi non dannosi da bruciare come carburante, per cui, come si è detto, è altrettanto fondamentale evitare i grassi dannosi.
Per non ripetere quanto abbiamo già esposto, passeremo direttamente, pertanto, ad elencare gli alimenti indicativamente consigliabili per allestire la vostra dieta chetogenica.
Una volta detto cosa si possa mangiare senza problemi e cosa sia da evitare per la corretta riuscita della dieta chetogenica, il tutto corredato dalla spiegazione delle caratteristiche nutrizionali, è opportuno indicare, per i medesimi alimenti, l'apporto calorico relativo in funzione della quantità.
Pertanto, vi forniamo una dettagliata tabella appositamente strutturata in tal senso.
I volumi delle porzioni variano a seconda delle dimensioni del prodotto, del peso specifico, della densità e del tipo di taglio o della forma in cui si presentano.

VERDURE A FOGLIA

Le verdure a foglia sono le verdure principali in una dieta a basso contenuto di carboidrati.

Sono sazianti, ricche di fibre e sostanze nutritive e molto povere di carboidrati e calorie.

È importante scegliere verdure non amidacee, che hanno meno carboidrati rispetto alle verdure amidacee (rammentate che gli amidi sono fonti di carboidrati!).

Alimento, Porzione, Carboidrati Netti(G)

Rucola: 1 tazza (20 g), 0.4
Bietole:1 tazza (38 g), 0.2
Lattuga: 1 tazza (55 g), 0.6
Indivia: 1 tazza (50 g), 0.1
Cavolo: 1 tazza (67 g), 3.4
Senape: 1 tazza (56 g), 0.8
Spinaci: 1 tazza (30 g), 0.4
Germogli: 1 tazza (33 g), 2.3
Lattuga Romana;1 tazza (47 g), 0.6
Crescione: 1 tazza (34 g), 0.2

ORTAGGI

La maggior parte degli ortaggi è ottima per una dieta a basso contenuto di carboidrati, salvo poche eccezioni.

Alimento, Porzione, Carboidrati Netti(G)

Carciofi: 1/2 tazza (84 g), 5.2
Asparago: 1 tazza (134 g), 2.4
Germogli di bambù: 1 tazza (151 g), 4.6
Peperoni: 1 tazza (92 g), 3.6
Broccoli: 1 tazza (91 g), 3.6
Cavoletti di Bruxelles: 1 tazza (88 g), 4.6
Cavolfiore: 1 tazza (107 g), 3.2
Sedano rapa: 1/2 tazza (78 g), 5.8
Sedano: 1 tazza (101 g), 1.4
Peperoncini: 1 peperoncino (1.4g), 1.0
Porri: 1/2 tazza (45 g), 5.5
Funghi: 1 tazza (86 g), 2.2
Cipolle: 1/2 tazza (58 g), 4.3
Peperoni: 1 peperone, 1.9
Sottaceti: 1 grande (135g), 1.9
Zucche: 1 tazza (116 g), 6.9
Ravanelli: 1 tazza (116 g), 2.0
Rabarbaro: 1 tazza (122 g), 2.0

Scalogno: 1 tazza (100 g), 4.7
Piselli di neve: 1 tazza (98 g), 4.9
Rape: 1 tazza (130 g), 6.1
Zucchine: 1 tazza (113 g), 2.4
Zucca gialla: 1 tazza (113 g), 2.6
Aglio: 1 spicchio, 2.0
Melanzane: 100 g., 5.7

Da evitare:
Barbabietole, Mais, Pastinaca, Patate, Patate dolci, Piselli, Riso, Lenticchie, Fagioli, Ceci, Legumi in genere, Tapioca, Orzo, Avena, Frumento, Cereali in genere, Amidacei.

FRUTTI A BASSO CONTENUTO DI CARBOIDRATI
Tendiamo a dimenticare che la maggior parte della frutta è ricca di carboidrati e zuccheri.

Tra l'altro, a causa degli attuali sistemi di coltivazione intensiva, i prodotti che consumiamo oggi sono più poveri di nutrienti e hanno un contenuto molto più alto di zuccheri rispetto al passato.
Ma questo non significa che si debbano evitare tutti i frutti, bisogna solo cercare quelli che siano a basso contenuto di zucchero.
Alimento, Porzione, Carboidrati Netti(G)
Avocado: 1/2 frutto (100 g), 1.8
Lamponi: 1/2 tazza (61,5 g), 3.3
Mirtilli: 1/2 tazza (74 g), 8.9
More: 1/2 tazza (72 g), 3.1
Noci di cocco: 1/2 tazza (40 g), 2.5
Mirtilli: 1/2 tazza (55 g), 4.6
Ribes: 1/2 tazza (56 g), 5.3
Fragole: 1/2 tazza (76 g), 4.3
Limoni: 1 limone (58 g), 3.8
Limes: 1 lime (67 g), 5.2
Olive: 1/2 tazza (67 g), 2.2
Pomodori: 1 tazza (180 g), 4.8
Anguria: 1/2 tazza (76 g), 5.5
Cetrioli: 1 cetriolo (100 g), 2.2

Da evitare:
frutti ad alto contenuto di zuccheri come banane, uva e mango.

GRASSI / OLI

I grassi sani sono fondamentali in un elenco di alimenti a basso contenuto di carboidrati e sono il fondamento della dieta chetogenica. Inoltre, sono sostanziosi e, per questo, regolano lo stimolo della fame.

Tutti i grassi e gli oli puri contengono zero carboidrati, ma si consiglia di evitare gli oli di soia, di mais, di canola, di colza, di semi misti e di semi di cotone, nonché i sottoprodotti dell'olio di oliva.

Tutti questi oli sono solitamente altamente elaborati e raffinati chimicamente.

Quando si scelgono i grassi per cucinare, occorre considerare il punto di fumo per evitare l'esposizione ad agenti cancerogeni.

Più alto è il punto di fumo, cioè la tenuta alle alte temperature di cottura, migliore è l'olio.

Ad esempio, hanno questa caratteristica l'olio di avocado, l'olio di cocco fresco e, in misura leggermente minore, l'olio extravergine di oliva e l'olio di arachidi, che, di converso, hanno caratteristiche organolettiche e di gusto decisamente migliori.

Tra gli oli e i grassi vegetali è necessario assolutamente eliminare tutti i grassi idrogenati.

A quest'ultimo proposito, è bene abituarsi a leggere le etichette degli alimenti.

Alimento, Porzione, Carboidrati Netti(G)
Olio di avocado: 1 cucchiaio (14 g), 0.0
Burro: 1 cucchiaio (15 g), 0.0
Burro di cacao: 1 cucchiaio (13,5 g), 0.0
Olio di cocco: 1 cucchiaio (13,5g), 0.0
Strutto: 1 cucchiaio (12,8 g), 0.0
Olio d'oliva: 1 cucchiaio (13,5 g), 0.0
Oli di noci e semi: 1 cucchiaio (13,5 g), 0.0

CARNI E POLLAME

La carne e il pollame sono la principale fonte di proteine in una dieta a basso contenuto di carboidrati.

È sempre meglio scegliere carni provenienti da allevamenti dove gli animali siano nutriti con erba e lasciati pascolare e non siano stati esposti ad ormoni aggiunti, antibiotici o altre potenziali tossine.

Alimento, Porzione, Carboidrati Netti(G)
Pancetta e salsiccia: 100 g, 0.0
Manzo/Vitello: 100 g, 0.0
Salumi: 100 g, 0-1,7
prosciutto, ecc.: 100 g, 0-1,7

Carni di selvaggina: 100 g, 0.0
Agnello: 100 g, 0.0
Fegato e altri organi: 100 g, 0-4.4
Maiale: 100 g, 0.0
Pollame: 100 g, 0.0

PESCE E FRUTTI DI MARE
Pesce e frutti di mare sono preziose fonti di proteine.
Il pesce fornisce anche un'ottima fonte di grassi omega-3 sani.
Fate attenzione che i carboidrati nei molluschi possono essere leggermente più alti.
Alimento, Porzione, Carboidrati Netti(G)
Pesci:
• Aringa
• Sgombro
• Salmone
• Sardine
• Pesce spada
• Trota
• Tonno
• Merluzzo
• Persico reale
• Halibut filetto
• Spigola
• Orata
• Sarago
• Baccalà/Stoccafisso
• Dentice
• Anguilla
• Cernia etc.: 120 g. 0.0

Frutti di Mare, crostacei e molluschi:
Alimento, Porzione, Carboidrati Netti(G)
• Vongole
• Granchio
• Aragosta
• Cozze
• Ostriche
• Gamberi
• Gamberetti
• Lumache
• Capesante

• Calamari/Seppie/Polpi
• Altri tipi di bivalvi
• Altri tipi di crostacei: 113 g, 0-3

LATTICINI E UOVA

Per coloro che li possono tollerare, le uova e i latticini costituiscono un ottimo componente per la dieta chetogenica.

Da privilegiare il latte intero rispetto a quello senza grassi o a basso contenuto di grassi, che è più ricco di carboidrati.

La crema di cocco è un ottimo sostituto e, per questo, è inclusa in questo elenco. È densa e cremosa e può essere usata al posto della panna, dello yogurt o persino della panna acida nelle ricette.

Formaggi, tutti i tipi:
Alimento, Porzione, Carboidrati Netti(G)
parmigiano, asiago, erborinati vari, gorgonzola, caciocavallo, pecorino, brie, cheddar, olandese, feta, caprino, gouda, groviera, mozzarella, svizzero, padano, ecc.: 30 g, 0-1,5
Crema di cocco: 1 cucchiaio (14 g), 1.7
Crema di formaggi: 1 cucchiaio (14 g), 0.8
Uova: 1 uovo (56 g), 0.0
Crema pesante: 1 cucchiaio (14 g), 0.4
Mascarpone: 2 cucchiai (28 g), 0.6
Panna acida: 1 cucchiaio (14 g), 0.6
Yogurt greco intero: 1 tazza (100 g), 9.7
Ricotta di latte intero: 1/2 tazza (105 g), 7.1

Alcuni criteri di scelta per le uova.
Le uova sono un alimento incredibilmente nutriente, soprattutto i tuorli, che sono pieni di colina, di grassi sani e sono ricchi di sapore.
Le uova migliori sono quelle provenienti da galline allevate naturalmente, a terra, alimentate correttamente e senza antibiotici.
Non fatevi abbagliare da altre considerazioni.
Ad esempio, non c'è assolutamente alcuna differenza tra uova marroni e bianche.
Così come la grandezza, che al limite determina lo spessore del guscio e la dimensione del tuorlo, e normalmente la destinazione d'uso (le uova più piccole vengono destinate alle preparazioni alimentari di ristoranti, panifici, pasticcerie e simili).

NOCI, SEMI E FRUTTA SECCA

La maggior parte delle noci e dei semi vanno bene con una dieta chetogenica, fatta salva l'esistenza di problemi metabolici rilevanti che ne consiglino un consumo moderato, saltuario e non di tutti i giorni.

Alimento, Porzione, Carboidrati Netti(G)

Noci: 2 cucchiai (32 g), 2.7
Mandorle: 1/4 tazza (28 g)   , 3.0
Noci brasiliane: 1/4 tazza (33 g), 1.4
Semi di chia: 30 g, 2.1
Fette di cocco: 3 cucchiai (22,5 g), 3.0
Semi di lino: 2 cucchiai (20,6 g), 0.4
Nocciole: 1/4 tazza (34 g), 2.3
Semi di canapa: 3 cucchiai (30 g), 1.4
Noci di macadamia: 1/4 tazza (33 g), 1.7
Altri burri di noci: 2 cucchiai (~ 32 g), 0,5-3
Burro di arachidi: 2 cucchiai (32 g), 4.0
Arachidi: 1/4 tazza (36 g), 4.7
Noci Pecan: 1/4 tazza (36 g), 1.0
Pinoli: 1/4 tazza (36 g), 3.2
Pistacchi: 1/4 tazza (31 g), 5.0
Semi di papavero: 1 cucchiaio (8,8 g), 0.8
Semi di zucca: 1/4 tazza (32 g), 3.0
Semi di sesamo: 1 cucchiaio (9 g), 1.0
Burro semi di girasole: 2 cucchiai (32 g), 5.7
Semi di girasole: 1/4 tazza (11,5 g), 1.3

Da evitare:
anacardi, castagne e pistacchi che hanno troppi carboidrati e quindi non sono ammessi in una dieta chetogenica.

BEVANDE A BASSO CONTENUTO DI CARBOIDRATI

Premesso che, in assoluto, la prima scelta per dissetarsi rimane l'acqua, che è di gran lunga la migliore bevanda: per cambiarne il gusto puoi aggiungere succo o fette di limone.

Detto questo, ci sono altre opzioni che dovrebbero essere incluse in qualsiasi elenco completo di alimenti a basso contenuto di carboidrati: il latte di mandorle e di cocco, entrambi non zuccherati, sono ottime alternative al latte.

Anche il caffè e il tè senza zucchero sono perfettamente adatti, possibilmente senza caffeina o teina.

Da evitare:
i succhi di frutta, le bevande fruttate, zuccherate e la birra; astenersi sia dall'alcol ad alta gradazione che dai vini dolci.
Alimento, Porzione, Carboidrati Netti(G)
Latte di mandorle: 1 tazza (240 ml), 1.5
Brodo (pollo, manzo): 1 tazza (240 g), 0-0.9
Brodo vegetale: 1 tazza (240 g), 2.00
Latte di cocco, in scatola: 1/2 tazza (120 g), 3.2
Latte di cocco, in blister: 1 tazza (240 ml), 1.0
Caffè non zuccherato: 1 tazzina, 0,5
Tè non zuccherato: 1 tazza (240 g), 0.0
Acqua: 1 tazza (240 ml), 0.0
Vino rosso o bianco: 150 ml, 3.1-3.7
Birra analcolica: 100 ml, 8.0

Da evitare:
bibite gasate e succhi di frutta devono essere evitati in quanto sono pieni di zucchero e sono incompatibili con il vostro nuovo regime alimentare, così come alcolici di tutte le gradazioni, vini liquorosi e birra, in quanto hanno un alto valore in calorie.

DOLCIFICANTI NATURALI A BASSO CONTENUTO DI CARBOIDRATI

Contrariamente a quello che si crede, gli edulcoranti artificiali hanno maggiori probabilità di aumentare l'insulina e hanno effetti a lungo termine poco noti.
Tutti i dolcificanti in questa lista hanno 0 carboidrati netti, perché o non vengono assorbiti o non si metabolizzano bene.
Le dimensioni delle porzioni possono variare in base alla miscela e alla concentrazione.
Di seguito è riportato un elenco di dolcificanti naturali che hanno tutti scarso effetto sulla glicemia e sono facilmente reperibili.

• Eritritolo: un alcole zuccherino che si trova naturalmente in alcuni tipi di frutta e di cibi fermentati.
L'eritritolo è generalmente disponibile in forma granulata, anche se a volte si può trovare in polvere.
Nel caso è bene macinarlo in polvere prima dell'uso.

• Stevia: disponibile come polvere o liquido.

Perché la Stevia è molto concentrata, per diluirla molte aziende aggiungono additivi come la malto destrina in modo che sia più facile utilizzarla per cucinare: queste opzioni sono da evitare!

• Frutto del monaco: è disponibile in forme liquide e in polvere pure. Poiché è 300 volte più dolce dello zucchero, bisogna porre molta attenzione al dosaggio.

Alimento, Porzione, Carboidrati Netti(G)
Eritritolo: 1 cucchiaino (4 g), 0.0
Frutto del monaco: 1 cucchiaino (4 g), 0.0
Stevia: 1 cucchiaino (4 g), 0.0
Xilitolo: 1 cucchiaino (4 g), 0.0

Da evitare:
pur essendo prodotti naturali è bene non usare dolcificanti come il miele, lo sciroppo d'acero e di agave perché aumentano la glicemia.
Anche il fruttosio comporta una serie di problemi metabolici, per cui è meglio evitare i dolcificanti ad alto contenuto di fruttosio come zucchero da tavola e derivati dalla frutta.

FARINE PER PRODOTTI DA FORNO
Anche seguendo una dieta chetogenica è possibile cuocere ottimi prodotti da forno, utilizzando ingredienti alternativi e compatibili con la dieta medesima.
Di seguito è riportato un elenco di comuni alimenti a basso contenuto di carboidrati e prodotti di base per la cottura, come addensanti ed estratti. Controllare sempre le etichette per assicurarsi che non siano inclusi zucchero o additivi artificiali.

Bisogna fare l'abitudine a cucinare con ingredienti alternativi perché si comportano in modo diverso dalla tradizionale farina di grano.
Alimento, Porzione, Carboidrati Netti(G)
Mandorla farina: 1/4 tazza (28 g), 2.0
Cacao in polvere: 1 cucchiaio (5,4 g), 1.1
Cocco farina: 2 cucchiai (14 g), 2.0
Nocciola farina: 1/4 tazza (28 g), 2.0
Noce di macadamia: 1/4 tazza (28 g), 2.9
Arachidi farina: 1/4 tazza (15 g), 2.8
Farina di semi di lino: 2 cucchiai (11 g), 0.0
Gelatina: 1 cucchiaio (7 g), 0.0
Glucomannano: 1/2 cucchiaino (2 g), 0.0

Proteine in polvere, 1 misurino (~ 30g), 0.0
Cotiche: 15 g, 0.0
Estratti puri: 1 cucchiaino (4,2 g), 0.1
Cioccolato non zuccherato: 30g, 2.9-3.4
Gomma xantana: 1/2 cucchiaino (0,7 g), 0.0

ERBE AROMATICHE

Contrariamente a quello che si potrebbe pensare, le spezie e le erbe fresche sono le piante più nutrienti che si possano consumare.

Ad esempio, l'origano fresco ha otto volte la quantità di antiossidanti degli spinaci! Certamente le quantità che si consumano sono limitate, ma dimostra che anche in piccole dosi offrono un enorme vantaggio.

Tutte le erbe fresche possono essere utilizzate come parte di una dieta a basso contenuto di carboidrati. Sono uno dei modi migliori per aggiungere il gusto preferito a qualsiasi pietanza.

Il contenuto di carboidrati indicati di seguito si basa su erbe fresche, tritate. Se si utilizzano erbe essiccate, il rapporto è 3: 1, ovvero 1 cucchiaio fresco = 1 cucchiaino essiccato.

Alimento, Porzione, Carboidrati Netti(G)
Basilico: 2 cucchiai (5,3 g), 0.0
Foglie di alloro: 1 cucchiaio (0,6 g), 0.3
Erba cipollina: 1 cucchiaio (3 g), 0.1
Coriandolo: 1 cucchiaio (1 g), 0.1
Aneto: 1 cucchiaio (0,6 g), 0.1
Maggiorana: 1 cucchiaio (0,6 g), 0.2
Menta: 1 cucchiaio (1,6 g), 0.1
Origano: 1 cucchiaio (3 g), 0.3
Prezzemolo: 1 cucchiaio (3,8 g), 0.1
Rosmarino: 1 cucchiaio (1,7 g), 0.2
Salvia: 1 cucchiaio (0,7 g), 0.1
Dragoncello: 1 cucchiaio (0,6 g), 2.1
Timo: 1 cucchiaio (2,4 g), 1.2

SPEZIE E CONDIMENTI

Includere spezie e condimenti nel cibo lo rende molto più appetitoso.

La maggior parte delle spezie e dei condimenti sono compatibili con la dieta chetogenica a basso contenuto di carboidrati, ma si deve porre attenzione agli ingredienti aggiunti.

Alcune spezie o miscele aggiungono amido di mais o zucchero, quindi devono essere evitate.

La maggior parte delle miscele di condimento può essere preparata in casa senza additivi impropri.

Alimento, Porzione, Carboidrati Netti(G)
Pimento macinato: 1 cucchiaino (1,9 g), 1.0
Pepe nero; 1 cucchiaino (2,3 g), 0.9
Cardamomo: 1 cucchiaino (2 g), 0.8
Pep. di Cayenna: 1/4 cucchiaino (0,5 g), 0.2
Seme di sedano: 1 cucchiaino (2 g), 0.6
Pep. rosso in polvere: 1 cucchiaio (8 g), 1.2
Cannella macinata: 1 cucchiaino (2,6 g), 0.7
Crema di tartaro: 1 cucchiaino (3 g), 1.8
Cumino macinato: 1 cucchiaino (2,8 g), 0.4
Curry in polvere: 1 cucchiaino (2 g), 0.0
Semi di finocchio: 1 cucchiaio (5,8 g), 0.7
Aglio in polvere: 1 cucchiaio (3,1 g), 2.0
Zenzero macinato: 1 cucchiaino (1,8 g), 1.0
Senape in polvere: 1 cucchiaino (2 g), 0.4
Noce moscata macinata: 1 cucchiaino (2,2 g), 0.6
Cipolla in polvere: 1 cucchiaino (2,4 g), 1.5
Paprika: 1 cucchiaino (2,3 g), 0.4
Zafferano: 1 cucchiaino (2,3 g), 0.4
Pep. rosso schiacciato: 1 cucchiaino (2 g), 0.0
Sale: 1 cucchiaino (6 g), 0.0
Curcuma: 1 cucchiaino (3 g), 1.3
Anice: 1 cucchiaino (2 g), 0.4
Baccelli di vaniglia: 1 cucchiaino (2 g), 1.3
Seme di sedano: 1 cucchiaio (5,8 g), 0.7

CONDIMENTI
Ci sono molti condimenti che potete utilizzare nella vostra dieta chetogenica.
Basta stare attenti a scartare i condimenti ad alto contenuto di zucchero aggiunto come il ketchup preconfezionato o i condimenti dolci.
Alimento, Porzione, Carboidrati Netti(G)
Salsa chimichurri: 1 cucchiaio (15 ml), 1.0
Salsa al cocco: 1 cucchiaio (15 ml), 6.0
Vinaigrette: 2 cucchiai (~ 30 ml), 2-3
Condimenti cremosi: 2 cucchiai (~ 30 g), 0-2
Rafano: 1 cucchiaino (5,6 g), 0,5
Salse piccanti: 1 cucchiaino (6,5 g), 0.1
Succo di limone: 2 cucchiai (31 g), 0.7 / 2.5

Salsa marinara: 1/2 tazza (132 g), 7.4
Maionese: 1 cucchiaio (13,8 g), 0.1
Mostarda: 1 cucchiaino (5 g), 0.1
Pesto alla genovese: 1/4 tazza (61 g), 2.8
Salsa: 2 cucchiai (36 g), 1.7
Aceto bianco: 1 cucchiaio (15 ml), 0.0
Aceto balsamico: 1 cucchiaio (16 g), 2.7

Riepilogando quanto già detto in precedenza, riportiamo, per memoria, i cibi da evitare, di massima, per non vanificare gli effetti della dieta chetogenica:

- pasta
- riso, cuscus, cereali
- tapioca
- barbabietole
- mais
- pastinaca
- orzo
- avena
- frumento
- latte
- farine da frumento o da cereali
- pane, piadine, tortillas
- pangrattato
- patate, purè di patate
- patate dolci
- agrumi dolci (arance, pompelmi, clementine), frutti tropicali (banane, mango, ananas), tutta la frutta e la frutta secca salvo quella indicata come compatibile con la dieta
- legumi (piselli; lenticchie; fagioli; ceci ...)
- tofu
- dolcificanti (miele, sciroppo d'acero, zucchero)
- semi di girasole, semi d'uva, colza, arachidi, oli di cartamo, margarina
- anacardi, castagne e pistacchi
- patatine fritte e snack dolci / salati
- ketchup, tutti i tipi
- bevande zuccherate (soda, succhi di frutta, aranciata, limonata, chinotto, coche varie...), alcol, vino, birra.

Leggendo questo elenco tutto di fila, potrebbe sembrare che la dieta chetogenica introduca un regime alimentare fortemente privativo, ma se vedete ciò che si può mangiare, la quantità e il come lo si può preparare, vi renderete conto che è vero il contrario.

Come iniziare una dieta keto

La dieta chetogenica è contraddistinta dall'eliminazione di zuccheri e carboidrati dalla propria alimentazione, preferendo cibi con un alto contenuto di proteine e grassi di origine animale.

Questa dieta è molto conosciuta per la sua velocità nel perdere peso, è un regime alimentare adottato da sportivi come i bodybuilder, perché permette di perdere velocemente solo la massa grassa, favorendo lo sviluppo della massa muscolare con l'assunzione delle proteine.

La dieta chetogenica è un regime alimentare essenzialmente proteico contraddistinto da un basso consumo di carboidrati, favorisce la perdita di peso già dalle prime settimane, ma per seguire questo regime alimentare si dovranno cambiare tutte le abitudini alimentari che fino ad ora abbiamo seguito, e non sarà semplice.

Se si segue una dieta keto si possono perdere addirittura anche 10 chili in un mese o soltanto pochi chili, bisogna considerare i motivi per cui si può perdere così tanto peso o soltanto pochi.

Questo dipende dall'organismo e da come reagisce a tutti questi cambiamenti alimentari, se l'organismo riesce ad adattarsi si potranno perdere molti chili in poco tempo al contrario si farà fatica a dimagrire.

L'organismo non sempre riesce a raggiungere uno stato di chetosi, in quanto è un percorso difficile da seguire e impiega tempo.

I motivi per cui non si raggiunge la chetosi sono:
- si mangia molto;
- si mangia poco;
- le proteine che assumiamo dal consumo dei cibi sono eccedenti;
- il consumo giornaliero dei carboidrati è eccessivo;
- intolleranze o allergie alimentari ai latticini, le uova, le arachidi, noci, il grano, la soia, pesce e crostacei;
- Resistenza alla leptina l'ormone che regola la fame.

La leptina è un ormone che attraverso l'invio di un segnale avvisa il cervello che il corpo non ha più bisogno di cibo dando la sensazione di sazietà.

La leptina, è l'ormone che regola l'assunzione più o meno eccessiva dei pasti, se non riesce a fare bene il suo lavoro il cervello non smetterà di avere quella sensazione di fame anche se si mangia tanto.

La mancanza di sonno è la causa principale del mal funzionamento di questo ormone.

Per iniziare la dieta keto e non entrare in confusione e apprensione, possiamo seguire dei semplici passi che ci aiuteranno ad avvicinarci a questo regime nutritivo senza stravolgere di punto in bianco le nostre abitudini alimentari:

• Eliminare dalla dispensa tutti gli zuccheri, i carboidrati e gli alimenti che li contengono come succhi di frutta, yogurt, le bevande energetiche e gassate, salse e condimenti per le insalate, legumi e i dolcificanti naturali come il miele.
È consigliabile leggere le etichette per essere sicuri degli alimenti che dobbiamo togliere dalla nostra dispensa, ciò ci aiuterà a non avere il desiderio di trasgredire.

• Adesso bisogna passare al frigo per eliminare tutti i latticini pastorizzati e processati, bisogna eliminare tutti i formaggi che contengono caseina e lattosio, tutti i latticini light come yogurt e mozzarelle preferendo i latticini interi e crudi.

• Una volta svuotata la dispensa dai cibi non consentiti dalla dieta keto, bisognerà fare la spesa.
Un buon metodo, è quello di scrivere un menù settimanale e compilare la lista della spesa con gli ingredienti del menù, in questo modo compreremo solo le cose che ci servono.
E' un buon metodo che evita di creare stress e di cadere nella monotonia di mangiare sempre gli stessi alimenti.

• Acquistare carne e pesce di qualità grass-fed, pesce fresco pescato e non di allevamento, uova, verdure e frutta biologiche.
Sostituire gli zuccheri con i grassi come olio di cocco, olio extravergine d'oliva e burro evitando gli oli vegetali, così da trarre energia per il tuo organismo ed essere più sazi e appagati.
Assicurarsi di avere nel carrello della spesa anche della frutta secca, utile per gli spuntini nel caso si avesse fame.

• Preparare i pasti della settimana prima in modo da averli pronti dal lunedì alla domenica successiva.
Scegliere quindi un giorno della settimana libero e dedicarlo per la preparazione dei pasti dei giorni successivi potrebbe essere un modo per non stressarsi e demoralizzarsi se dopo il lavoro non si ha tempo per cucinare.

• Un buon metodo è quello di preparare prima i pasti e metterli nei contenitori ermetici con le apposite etichette con su scritto gli ingredienti e i giorni in cui devono essere consumati, magari si possono anche congelare.
È consigliabile evitare di friggere, affumicare o grigliare i cibi per non

danneggiare le proteine contenute nei cibi, ma cuocere i cibi lentamente a basse temperature.

● Non saltare mai i pasti, non contare le calorie e mangiare tutto quello che la dieta prevede, anche se a volte può sembrare che tutti questi grassi siano dannosi e pericolosi, sono grassi buoni, basterà abituarsi e appena si otterranno i primi risultati sarà tutto più facile.

● Allenarsi regolarmente sarà più facile e meno faticoso, la chetosi porta l'organismo a sfruttare il grasso accumulato nel corpo per generare energia, il grasso bruciato produce più energia rispetto agli zuccheri, quasi il doppio. Il soggetto in stato di chetosi si sentirà più vitale e dinamico, e svolgerà il suo allenamento in palestra con più energia.

● Utilizzare gli integratori per ristabilire le carenze di vitamine e di sali minerali come sodio, potassio e magnesio, che a seguito della diminuzione del consumo di alcuni cibi si viene a creare.

● Saltare gli spuntini, per dare all'organismo il tempo necessario di bruciare i grassi ingeriti.
Se riuscite a resistere, evitate gli spuntini e aspettate dalle 3 alle 5 ore tra un pasto all'altro per aiutare il corpo a smaltire più facilmente i grassi e perdere più facilmente peso.

Prima di iniziare qualsiasi dieta è sempre consigliabile rivolgersi ad uno specialista nutrizionista, che terrà conto delle patologie di cui soffrite, degli esami del sangue e del vostro fabbisogno calorico.
Lo specialista vi seguirà in questo percorso alimentare e se sarà necessario modificherà la dieta in base alle esigenze del vostro organismo.

Lista della spesa

Quando si segue la dieta keto, fare la spesa può sembrare molto complicato e spesso si entra in confusione.

La scelta migliore sarebbe l'acquisto di alimenti biologici, ma sono molto più costosi.

Seguendo delle semplici regole possiamo acquistare ottimi alimenti anche se si dispone di un budget limitato.

L'ideale sarebbe preparare i pasti a casa per comprendere al meglio gli abbinamenti e le quantità degli alimenti, dando modo di esprimere la nostra creatività culinaria.

La prima cosa da fare è preparare una lista della spesa per evitare di dimenticare qualche alimento o comprarne di non necessari.

È buona abitudine preparare la lista della spesa ogni sera, per essere sicuri di avere in frigo sempre la giusta scorta di un determinato alimento, soprattutto se si acquistano i prodotti online.

Una volta che si è al supermercato, non mettete la prima cosa che vi capita solo perché è quello l'alimento che vi serve, leggete con attenzione le etichette per verificare che non contengano carboidrati o zuccheri nascosti.

Cosa buona sarebbe quella di conoscere la tracciabilità perché è sempre consigliabile acquistare prodotti italiani.

All'inizio potrà essere una perdita di tempo e noioso, ma una volta imparato gli alimenti più adatti alla nostra dieta keto, la spesa sarà piacevole e divertente.

Quando acquistate la carne, cercate di comprare carne italiana.

Nei preparati leggete sempre le etichette e verificate se nella preparazione sono stati aggiunti ingredienti, questo può succedere per i prodotti lavorati come le salsicce o gli hamburger di bovino o di pollo.

È consigliabile comprare il pesce fresco: merluzzo, polipo, crostacei, orata, salmone o branzino, ma anche il pesce surgelato va benissimo.

Può essere acquistato anche il pesce in scatola sott'olio come lo sgombro o il tonno.

Basta sempre leggere le etichette per controllare gli ingredienti e le calorie.

Per i latticini la scelta è ampia, possiamo acquistare molti formaggi come brie, mozzarella, grana padano, feta, mascarpone, latte e la panna per preparare dei dolci keto.

Per l'acquisto delle verdure, della frutta e degli ortaggi la scelta più oculata è quella di comprarle a chilometro zero e scegliere sempre quelli di stagione, per evitare di consumare prodotti di serra trattati con conservanti e pesticidi.

Anche al supermercato c'è una vasta scelta di verdure e ortaggi di ottima qualità, possiamo acquistare tutte le verdure a foglia verde, come insalata, spinaci, broccoli e funghi scegliendo di prenderli anche surgelati.

Anche per la passata di pomodoro è importante leggere l'etichetta, in quanto a volte sono contenuti zuccheri aggiunti.

La frutta è consigliabile acquistarla di stagione, quindi se in un determinato periodo non c'è molta scelta, è sempre meglio prediligere un prodotto a basso contenuto di zuccheri.

Ad esempio possiamo comprare limoni, avocado ma vanno bene anche i frutti di bosco surgelati.

Per le uova possiamo comprare quelle provenienti da allevamenti di galline allevate a terra e senza antibiotici.

Per un fuori pasto possiamo acquistare: noci, semi, mandorle e cioccolato fondente amaro.

Per quanto riguarda le bevande possiamo usare acqua, caffè e tutte le tisane che preferiamo senza dimenticare che le spezie, le cipolle e l'aglio non devono mai mancare per insaporire le pietanze.

In linea di massima la lista della spesa dovrebbe sempre comprendere questi alimenti,

Possiamo aggiungere anche alla lista, l'olio di cocco, pistacchi, burro e tutti gli alimenti che si preferiscono.

In questo modo possiamo imparare ad acquistare, conoscere e scegliere gli alimenti più adatti per seguire la dieta chetogenica, imparare a preparare ricette nuove e diverse sempre con il controllo di uno specialista.

Capitolo 4
La dieta chetogenica e i suoi benefici, può aiutare il sistema immunitario?

Può davvero la dieta chetogenica, ricca di grassi e povera di carboidrati, aiutare il sistema immunitario contro i virus influenzali?
Uno studio della Yale University ha approfondito alcune ricerche svolte in tal senso.
Questo studio ha evidenziato che un regime alimentare povero di carboidrati e ricco di grassi, inizialmente pensato ed applicato a piccoli pazienti affetti da epilessia e resistenti alle cure tradizionali, può effettivamente aiutare a combattere l'influenza.
La dieta chetogenica, quindi, offre dei vantaggi nel combattere l'influenza rispetto ad una dieta ricca di carboidrati.
Lo studio dell'Università di Yale ha mostrato che "il modo in cui il corpo brucia i grassi per produrre corpi chetonici dal cibo che si mangia può anche stimolare il sistema immunitario a combattere l'influenza".
I ricercatori hanno sottoposto alcune cavie alla dieta chetogenica ed altre a regimi alimentari con alto consumo di carboidrati.
Tutte le cavie poi erano state infettate dal virus dell'influenza.
Al termine dello studio e dell'osservazione delle cavie, è emerso che le cavie sottoposte alla dieta chetogenica avevano un tasso più elevato di sopravvivenza rispetto alle altre, sottoposte ad un regime alimentare ricco di carboidrati.
Nello specifico, gli studiosi hanno scoperto che durante la dieta chetogenica il fisico rilascia cellule del sistema immunitario che produce muco nelle cellule dei polmoni.
Cosa che non si verifica con un'altra alimentazione ricca di carboidrati.
Detto ciò, rimane valido anche un altro importante elemento: la frequente attività fisica rinforza il sistema immunitario.

Esistono controindicazioni alla dieta chetogenica?
La risposta è sì, naturalmente.

La dieta chetogenica è controindicata in presenza delle seguenti patologie:

•Insufficienza renale;
•Insufficienza epatica;
•Diabete di tipo I;
• Porfiria;
•Aritmie;
•Angina;
• Infarto miocardico recente.

La dieta chetogenica è, altresì, sconsigliata in gravidanza e in allattamento, in caso di alcolismo, di disturbi del comportamento alimentare e di disturbi mentali.

Sono però infondate le preoccupazioni che riguardano un potenziale danno renale, dato che le diete chetogeniche, se portate avanti nel modo giusto, sono normoproteiche.

Questa preoccupazione nasce per colpa della disinformazione.

Infatti, i pochi studi che hanno notato problemi legati a questo metodo hanno confuso la dieta chetogenica con altre diete ad elevato consumo di proteine e grassi.

La dieta chetogenica, infatti, si compone di un piano alimentare a ridotto contenuto calorico, lievemente iperlipidico e con un apporto proteico nella norma.

Il successo della dieta chetogenica è dovuto in particolar modo alla sua utilità ed efficacia nella perdita del peso, ma è importante capire quanto sia importante non "sgarrare" per arrivare al proprio obiettivo.

Basta sbagliare, anche di poco, con la quantità di carboidrati, per permettere all'organismo di interrompere la chetosi, di riutilizzare gli zuccheri come fonte principale di energia ed in tal modo rallentare il processo di dimagrimento.

Il grande dimagrimento che questa dieta determina necessita del controllo da parte di un medico esperto, soprattutto se si stanno assumendo dei farmaci.

In questo ultimo caso, in presenza di una perdita considerevole di peso, è opportuno rivolgersi al proprio medico per capire se è necessario assumere altri tipi di farmaci.

Inoltre, la dieta chetogenica è consigliata per un tempo limitato per poi trovare in alternativa, un altro programma di dieta alimentare.

Un ottimo metodo per evitare "l'effetto yo-yo" (variazioni continue di peso) e mantenere gli effetti della dieta per tutta la vita è quello di apportare cambiamenti all'attività fisica per bilanciarla al meglio con il tipo di dieta che si sta seguendo.

Per essere sicuri di che tipo di attività si ha bisogno è importante contattare un esperto.

Dieta chetogenica e la menopausa

La menopausa (o climaterio) è un periodo molto delicato nella vita di ogni donna.

Il corpo comincia a cambiare anche in quelle donne sane fisicamente e con un regime alimentare vario, equilibrato e corretto.

A causa dei cambiamenti fisici che in ogni donna vengono riscontrati durante la menopausa è necessario cambiare stile di vita.

Infatti, sebbene nella maggior parte delle donne l'entrata nella fase della menopausa è priva di effetti collaterali e problematiche, in alcune donne si verificano dei cambiamenti nelle funzioni del metabolismo energetico a causa della diminuzione di estrogeni, prodotti nel periodo di fertilità.

La menopausa, per questo motivo, può facilitare l'accumulo di grassi e portare alla Sindrome Metabolica (o sindrome di insulina resistenza) i cui effetti sono l'obesità e il diabete di tipo 2.

In questo contesto è importante quindi continuare a condurre uno stile di vita sano, seguendo un'alimentazione variegata ed equilibrata e svolgendo regolarmente attività fisica, sia per prevenire la possibile comparsa di questa sindrome, sia per combatterla in maniera efficace.

Il metabolismo energetico delle donne è stato pensato dalla natura per riuscire ad aiutarle durante due fasi chiave della vita: la gravidanza e l'allattamento.

Per questo motivo le donne sono meno predisposte alle patologie metaboliche rispetto agli uomini nel periodo della loro fertilità.

Come accennato prima, questa funzione viene svolta dagli estrogeni; proprio per questo motivo più si invecchia, più si riduce l'attività delle ovaie fino a interrompersi.

Di conseguenza, il meccanismo inizia a non funzionare più come all'inizio e le donne diventano, in tal modo, più sensibili a problemi di metabolismo.

Le patologie metaboliche più comuni nelle donne in menopausa sono: la sindrome metabolica, le malattie cardiovascolari, il colesterolo alto etc.

In alcuni casi, già durante la premenopausa (tutto il periodo che precede la menopausa e nella quale si manifesta la sintomatologia più specifica) può essere più complicato per le donne obese o in sovrappeso perdere peso a causa ad esempio dell'insulino-resistenza.

Per questo può essere utile, se non fondamentale, introdurre in questi periodi la dieta chetogenica.

L'introduzione di un regime alimentare di questo tipo nelle donne in menopausa potrebbe essere utile per prevenire la comparsa di patologie cardiovascolari.

La dieta chetogenica, infatti, oltre a migliorare la sensibilità all'insulina, contribuisce alla riduzione del grasso addominale e aiuta a contrastare i vari cambiamenti metabolici tipici del periodo dell'invecchiamento.

Uno degli obiettivi principali della dieta chetogenica è, quindi, anche quello di evitare l'incremento del grasso addominale per vivere in maniera più tranquilla un periodo difficile e delicato nella vita della donna come quello della menopausa.

Dieta chetogenica e l'epilessia

Come già accennato, i primi studi documentati in materia, hanno accertato che la dieta chetogenica nasce nel 1920.
In quegli anni è stata formulata come terapia per diminuire e contrastare gli attacchi epilettici in piccoli pazienti che non rispondevano alle cure tradizionali.
Tali studi sono poi proseguiti e ancora oggi la dieta chetogenica viene utilizzata in alcuni casi di epilessia.
È stato rilevato, infatti, il verificarsi di una diminuzione degli attacchi epilettici durante il periodo di utilizzo della dieta chetogenica nei pazienti che hanno iniziato un percorso di questo tipo.

Come funziona nello specifico?

Nei casi più gravi veniva utilizzato questo metodo (che veniva considerato un vero e proprio rimedio) per "convincere" il corpo di essere a digiuno, nonostante si stesse solamente attuando un regime alimentare diverso.
Secondo diversi studi, alla base dei successi di questa dieta nei pazienti affetti da epilessia si trovano proprio i corpi chetoni che vengono prodotti in grande quantità dal fegato per porre rimedio alla mancanza di zucchero e riuscire a dare abbastanza energia all'organismo.
Solamente, in seguito, la dieta chetogenica si è iniziata a considerare importante e ad utilizzare per la perdita di peso.

Dieta chetogenica e cellulite

Esiste un collegamento fra la cellulite e la dieta chetogenica? E se ti dicessi di sì?

L'incubo della, purtroppo, stragrande maggioranza delle donne del pianeta potrebbe trovare un valido rimedio, o quantomeno, un alleato per una riduzione significativa alla tanto temuta "buccia di arancia"?

Continua a leggere questo capitolo e troverai ogni risposta!

La cellulite o, più scientificamente parlando "panniculopatia edemato-fibrosclerotica" (un vero scioglilingua, eh!) affligge moltissime donne, di qualunque età o etnia e, se non la si contrasta, degenera con l'avanzare degli anni.

Quante lettrici, in questo momento, si sentono "prese in causa"?

Quante lettrici, in questo momento, sono sedute a cavalcioni su un sofà, o sul divano, e riescono a vedere le "lacune" della cellulite dai leggings?

Quante donne, si sentono in imbarazzo di fronte a questo inestetismo della pelle?

Non c'è bisogno di alzare la mano: vi sento. Vi percepisco.

E so che siamo in molte.

Basti pensare che uno studio ha rilevato che ne sono soggette fra l'85% e il 98% della popolazione femminile mondiale.

È giunto il momento di ribellarci e fronteggiare questa battaglia!

Aree di sedimentazione

Le aree generalmente colpite dalla cellulite, soprattutto nel corpo femminile, sono i glutei, gli arti inferiori e l'addome (zona con particolare incidenza anche negli uomini).

La cellulite si manifesta con l'evolversi dello sviluppo fisico-sessuale, caratterizzato dalle donne post-adolescenti.

Può iniziare con delle lievi lacune appena visibili alla luce del sole, o sotto il raggio di quei terribili faretti nei camerini dei negozi di abbigliamento (scommetto che tutte sapete di cosa io stia parlando), tuttavia, col passare del tempo la situazione peggiora e, negli stadi avanzati, è sufficiente un tocco velato, qualcuno che ti sfiora per sbaglio, che avverti già un forte dolore localizzato.

Spero che questo non sia il tuo caso…

La cellulite ha diversi stadi, appunto, ed è bene saperli distingue, poiché accantonato il fattore estetico, trascurarla può comportare delle serie complicazioni e/o rischi per la salute stessa.

Ma che cos'è la cellulite, in fin dei conti? Qual è il processo fisico che la innesca?

Ebbene, accade che le cellule adipose si gonfiano premendo contro il tessuto connettivo che le avvolge che a loro volta le spinge a premere contro la cute.

La "pelle a buccia d'arancia" è il risultato di questo processo.

Il sistema connettivo, quindi, crea gli avvallamenti tipici della cellulite.

E tu, in che stadio sei?

Stadio 1: Conosciuta anche con il nome di "Cellulite edematosa", si tratta della prima fase, dell'insorgenza del problema.

Frutto di un repentino rallentamento della circolazione venosa e linfatica, ovviamente concentrata nella zona in cui si stabilizzerà la cellulite.

In questa prima fase, la permeabilità dei vasi sanguigni tende ad aumentare, procurando una scorretta trasudazione del plasma.

Cosa accade, dunque? Che questo liquido generato in eccesso si accumula e ristagna negli spazi interstiziali (edema, da qui il nome).

Stadio 2: Nota anche con il nome "Cellulite fibrosa", si manifesta contemporaneamente all'ulteriore rallentamento della microcircolazione.

Questo non solo comporta un maggiore ristagno dei liquidi, ma addirittura, a causa della presenza fissa dell'edema, si innesca una scorretta sovrapposizione di tessuto connettivo-fibroso, che intensifica la durezza del tessuto adiposo nell'area d'interesse della cellulite.

Ne consegue che, con molta probabilità, si formeranno dei piccoli noduli che vanno a impedire e a peggiorare ancor più gli scambi microcircolatori.

Un circolo vizioso, insomma!

In questa seconda fase, la pelle si presenta già con gli inestetismi tipici della "buccia d'arancia".

Stadio 3: Ricordata anche con il nome di "Cellulite sclerotica" si nota un ulteriore declino della circolazione.

Inoltre, i micronoduli già comparsi nella fase due si induriscono notevolmente e si trasformano in "sclerotizzati" (da qui deriva il nome), a causa dell'accorpamento degli adipociti ingrossati.

L'effetto "buccia d'arancia", in questo step, è ancora più marcato.

Stadio 4: Sappiamo di aver raggiunto l'ultimo, preoccupante, step quando i micronoduli si sono evoluti in macronoduli, riconoscibili alla palpazione.

Questi noduli, ormai di grandi dimensioni, sono molto dolorosi e causano una compromissione della circolazione sanguigna della zona interessata da

cellulite; inoltre, la ritenzione idrica causata dalla cellulite diviene ingente: tutto questo porta ad una profonda alterazione del relativo tessuto connettivo e della struttura cutanea.
Questa fase viene considerata irreversibile e pressoché incurabile.

La classificazione della cellulite
Esistono diverse tipologie di cellulite; abbiamo appena scoperto a quale stadio possiamo ricollegare il nostro inestetismo, ora mettiamoci alla prova e proviamo a distinguere la sua natura!

Cellulite molle: questa tipologia specifica è molto diffusa fra soggetti inattivi (principalmente le donne).
La cellulite molle è strettamente correlata a degli sbalzi di peso troppo repentini e anche all'ipotonia muscolare.
Chi presenta questa tipologia di cellulite, ha a che fare con una pelle flaccida e, alcune volte, sono presenti dei piccoli noduli sclerotizzati.
Le zone in cui solitamente compare sono le cosce e le braccia.

Cellulite compatta: è osservata soprattutto in giovani donne che praticano regolare attività fisica e colpisce, in particolare, glutei, ginocchia e cosce (tipiche zone d'interesse della cellulite).
Al tatto, questa tipologia si presenta come soda e dura.
Si concentra a un livello profondo del derma: pinzando con le dita la pelle, è possibile notare la famosa "buccia d'arancia".

Cellulite edematosa: Purtroppo, in questo caso, abbiamo un globale aumento del volume degli arti inferiori.
Inconfutabile sintomo di un incontrollato ristagno di liquidi e microcircolazione danneggiata in modo irreversibile.

Cellulite mista: Quest'ultima casistica è anche la più diffusa nel mondo. Come si evince dal nome, si manifesta con la compresenza di due o più tipologie di cellulite nello stesso paziente.

Quali sono le cause della cellulite?
Diciamoci la verità, le donne farebbero carte false per poter rimuovere completamente ogni traccia di cellulite dal proprio corpo!

Però, come possiamo individuare e additare la causa di tale fardello? Può essere più complicato di quanto immagini, poiché i fattori che determinano

chi ne è afflitta da chi, pochissime fortunate, non lo sono, sono molteplici e di varia natura.
Nella fattispecie:

•   Peggioramento della microcircolazione venosa e linfatica;
•   Genetica (fattore estremamente rilevante);
•   Stile di vita (che influisce non solo sulla sua comparsa, ma soprattutto sul suo sviluppo nel tempo);

Tra i fattori ereditari sono da considerare:

•   Sesso (le donne, infatti, sono maggiormente colpite rispetto agli uomini);
•   Razza antropologica (ad esempio, le donne caucasiche sono le più afflitte);
•   Distribuzione del tessuto adiposo;
•   Posizione e sensitività dei recettori ormonali;
•   Predisposizione ai disturbi circolatori;
•   Squilibri ormonali che possono influenzare il peggioramento della patologia.

Fattori aggravanti:

•   Stress psicologico: lo stress altera la produzione dei neurotrasmettitori noradrenalina, serotonina e dopamina.
Aumenta inoltre il livello di cortisolo.
Questi fattori sono alla base di un peggioramento della microcircolazione e favoriscono la formazione di edemi.

•   Fumo: a causa dei radicali liberi e dell'azione vasocostrittrice della nicotina.

•   Sovrappeso: le cellule adipose, nelle donne soprattutto, penetrano nel tessuto connettivo.

•   Una dieta ricca di calorie: carboidrati e sale che sono causa di aumento di peso corporeo e ritenzione idrica.
(Intuite perché la dieta chetogenica può favorire un netto miglioramento del vostro stadio della cellulite?).

• Troppa sedentarietà: rallenta il metabolismo basale e al contempo causa la perdita del tono muscolare e l'inefficienza del sistema linfatico che ha bisogno del movimento per funzionare.

Trattamenti per contrastarla
A prescindere dalla tua situazione clinica, dello stadio, più o meno avanzato della tua cellulite, è bene sapere che sono disponibili una grande quantità di terapie, molto diversificate fra loro e che, ognuna con i suoi tempi e i suoi costi, può restituire dei discreti risultati.
Tanto per cominciare, è consigliabile bere quotidianamente almeno 2l di acqua, fare regolarmente attività fisica, debellare ai minimi termini il fumo e l'alcol e avere una dieta bilanciata.
La medicina estetica, poi, potrà essere un valido alleato, ma prima di tutto bisogna vivere una vita sana!
Tra le tecniche più conosciute utilizzate in medicina estetica contro la cellulite ci sono la cavitazione, la mesoterapia, il linfodrenaggio. Recentemente si è aggiunta anche la dieta chetogenica.
La cavitazione medica, ormai da anni largamente utilizzata e divenuta più sicura e selettiva, e la dieta chetogenica, sono sicuramente da tenere in considerazione per il trattamento congiunto della cellulite.
La prima sfrutta l'effetto meccanico e chimico degli ultrasuoni, generati attraverso speciali piastre piezoelettriche, la dieta chetogenica invece agisce attraverso l'assunzione di grassi sani al posto dei carboidrati, che vengono quasi totalmente eliminati dalla dieta.
L'assunzione di grassi e la contemporanea eliminazione dei carboidrati causa la formazione di corpi chetonici nel sangue che vengono poi utilizzati dalle cellule come fonte di sostentamento al posto dei carboidrati.

Vediamo le tecniche più comuni ed efficaci:

Radiofrequenza tripolare: fonte localizzata di calore, capace di sciogliere in sedute regolari il tessuto adiposo sottocutaneo.

Elettroporazione: mediante una corrente alternativa, si genera un campo elettromagnetico che predispone la pelle all'assorbimento di molti principi attivi (come nella mesoterapia tradizionale, ma senza l'impiccio degli aghi).

Linfodrenaggio manuale: questa tecnica per contrastare la cellulite prevede un massaggio localizzato (rivolgersi a un personale qualificato, non alle "estetiste della domenica") che, attraverso movimenti mirati, favorisce la circolazione venosa e convoglia i fluidi interstiziali in eccesso, incanalandoli verso il torrente circolatorio linfatico.

Pressoterapia: contrasta la cellulite per mezzo di un massaggio pneumatico (tramite gambali appositi), composto da compressioni sequenziali. Effettuata nella direzione del flusso circolatorio linfatico, tale operazione aiuta il drenaggio dei liquidi e aiuta la riattivazione della microcircolazione venosa migliorando la condizione della cellulite.

Mesoterapia: questa tecnica, invece, riesce ad agire positivamente sulla cellulite, sottoponendola a un trattamento di farmaci, minerali, amminoacidi e vitamine.
Questo "cocktail" di ingredienti attivi, viene preparato e dosato tenendo conto del tipo di cellulite e dello stadio in cui si è. Tutto ciò, per sortire un maggior effetto.

Cavitazione: La Cavitazione medica è un trattamento che agisce attraverso la propagazione di onde sonore a bassa frequenza generate da speciali piastre di materiale piezoelettrico.
Queste onde creano la formazione di micro-bolle, dette cavità, all'interno degli adipociti; la loro successiva esplosione causa lo sfaldamento delle membrane cellulari e il rilascio del loro contenuto negli spazi interstiziali.

Thermage: esattamente come nella radiofrequenza tripolare, questa tipologia monopolare permette di sciogliere il tessuto adiposo sottocutaneo in eccesso grazie a una fonte acuta di calore.

Dieta chetogenica: Ed è proprio qui che volevo condurvi dopo questo piccolo viaggio alla scoperta della nostra tanto indesiderata cellulite…
Anche in questo frangente, la dieta chetogenica ha saputo spiccare in eccellenza e risultati.
Studi, accertamenti e specialisti del settore la consigliano anche per la cura della cellulite, poiché l'assunzione di grassi sani e l'abbattimento quasi totale dei carboidrati favorisce una ripresa e un notevole miglioramento degli avvallamenti cutanei e della "buccia d'arancia".

Qualunque terapia ti dovesse interessare, ricordati di consultare il tuo medico curante e, insieme, elaborerete un piano d'azione!

Capitolo 5
Piano alimentare di 21 giorni

Questo piano alimentare di 21 giorni è solo un esempio.
Puoi sostituire gli ingredienti con altri che vanno bene per la dieta chetogenica e che sono più facilmente disponibili nella tua zona per rendere più semplice l'accettazione di questo nuovo stile di vita e la preparazione gastronomica e risparmiare tempo e denaro a lungo termine.
Cercate di essere il più fedele possibile alle porzioni consigliate soprattutto nell'ottica di una corretta perdita di peso.
Diversamente se non volete dimagrire e avete già un peso forma potete essere più generosi nelle porzioni, se ogni tanto avete più fame o un piatto vi piace particolarmente tanto.
In fondo mangiare del buon cibo è uno dei piaceri della vita.

GIORNO 1
Colazione - Torta alle noci e mandorle.
Pranzo – Polpette di manzo con carote.
Cena – Pancakes al formaggio cremoso.

GIORNO 2
Colazione – Cheesecake.
Pranzo - Pollo con salsa di avocado e limone.
Cena –Parmigiana di melanzane e uova.

GIORNO 3
Colazione - Waffle allo speck, tacchino e mozzarella.
Pranzo - Salmone al forno con asparagi.
Cena – Insalata di cavolo al lime.

GIORNO 4
Colazione- Porridge al cocco e mirtilli.
Pranzo - Crocchette di cipolle caramellate ripiene di formaggio di capra.
Cena – Mini polpette.

GIORNO 5
Colazione - Torta alla zucca e cioccolato.
Pranzo - Involtini ripieni di insalata di cavolo.
Cena - Casseruola di maiale al formaggio.

GIORNO 6
Colazione - Frittata di uova al formaggio.
Pranzo - Orata al lime e origano.
Cena - Frittata di cavolo e feta.

GIORNO 7
Colazione – Brownies.
Pranzo - Salmone al curry; 1 porzione di verdure cheto arrostite.
Cena - Panino con prosciutto e provolone.

GIORNO 8
Colazione -Focaccine di lampone.
Pranzo - Pesto, roast beef, brie, rucola e piatto di olive.
Cena – Involtini di lattuga ripieni di filetto di tacchino e pancetta.

GIORNO 9
Colazione – Cheesecake.
Pranzo - Zuppa di broccoli con curcuma.
Cena – Spaghetti di zucchine con pollo e pesto.

GIORNO 10
Colazione - Waffle allo speck, tacchino e mozzarella.
Pranzo – Wrap di uova con salmone e spinaci.
Cena - Salmone ripieno di gamberetti.

GIORNO 11
Colazione - Porridge al cocco e mirtilli.
Pranzo - Bistecca di pollo al formaggio.
Cena - Capesante con salsa di finocchi.

GIORNO 12
Colazione - Torta alla zucca e cioccolato.
Pranzo - Riso cremoso al cavolfiore.
Cena - Tacchino e pomodori.

GIORNO 13
Colazione – Pancake di crema al formaggio.
Pranzo - Insalata di tonno con sedano e pomodori su insalata verde.
Cena - Salmone e limone.

56

GIORNO 14
Colazione – Keto frittata.
Pranzo - Peperoni ripieni con cavolfiore e formaggio.
Cena - Zuppa di cozze.

GIORNO 15
Colazione- Torta alle noci e mandorle.
Pranzo – Fettine di vitello con zucca.
Cena - Pesce spada alla griglia.

GIORNO 16
Colazione - 1 cucchiaio di burro di arachidi; 1 fetta di pane cheto.
Pranzo - Lasagne di funghi Portobello ripieni.
Cena - Frittelle di spinaci con semi di Chia.

GIORNO 17
Colazione - Waffle allo speck, tacchino e mozzarella.
Pranzo - Burger di tacchino alla griglia.
Cena - Frittata di cavolo e feta.

GIORNO 18
Colazione - Yogurt intero con alcuni cereali proteici.
Pranzo - Insalata Caesar con filetto di petto di pollo.
Cena - Polpette servite con pasta di zucchine e parmigiano.

GIORNO 19
Colazione: Torta alla zucca e cioccolato.
Pranzo: Risotto cremoso al cavolfiore.
Cena: Pentola di manzo e cavolo nero.

GIORNO 20
Colazione - Frittata di uova al formaggio.
Pranzo - Crocchette di pollo.
Cena- Casseruola di maiale al formaggio.

GIORNO 21
Colazione - Pancake di crema al formaggio.
Pranzo - Zuppa di broccoli con curcuma.
Cena -Pollo con ravanelli e spinaci.

Ricette per colazione

Torta alle noci e mandorle
Tempo totale: 45 minuti
Tempo di cottura: 25 minuti
Porzioni: 6 porzioni

Ingredienti:
* 100 g di noci sgusciate
* 100 g di mandorle
* 3 uova intere
* 70 g di olio di oliva (o di semi di girasole)
* 50 g di zucchero di canna integrale
* 1 pizzico di sale
* 1 tazzina di caffè

Preparazione
Tritate le noci e le mandorle sgusciate con un mixer da cucina fino ad ottenere una farina.
Separate i tuorli delle 3 uova dagli albumi e poneteli in 2 ciotole separate.
Aggiungete un pizzico di sale agli albumi e montateli a neve.
In un'altra ciotola sbattete i tuorli con lo zucchero, fino ad ottenere un composto liscio e spumoso.
Aggiungete la tazzina di caffè, l'olio e continuate a lavorare il composto ancora per qualche minuto.
Incorporate la farina di noci e mandorle facendo amalgamare bene il tutto, quindi aggiungete gradualmente gli albumi montati a neve, mescolando con un cucchiaio di legno dall'alto verso il basso, facendo attenzione a non smontarli. Amalgamate bene il tutto.
Foderate una tortiera di circa 20 cm di diametro con carta forno e versatevi il composto (in alternativa con uno stampo di silicone non serve foderare).
Cuocete in forno a 170°C per 15 minuti e poi a 150°C per altri 10 minuti.

Informazioni nutrizionali per porzione: 6 g carboidrati; 5 g proteine; 230 calorie, 26 g grassi.

Cheesecake
Tempo di preparazione: 1 ora 5 e minuti
Tempo di cottura: 45 minuti
Porzioni: 24 mini cheesecakes

Ingredienti per la guarnizione:
60 gr di bacche miste per ogni cheesecake, fresche o congelate

Ingredienti per la torta:
* 1/2 cucchiaino (o una fialetta) di estratto di vaniglia
* 1/2 cucchiaino (o una fialetta) di estratto di mandorle
* 100 gr di Stevia
* 6 uova
* 250 gr di crema di formaggio
* 450 gr di ricotta

Ingredienti per la Base:
* 4 cucchiai di burro salato
* 50 gr di stevia
* 2 tazze di mandorle, intere

Preparazione
Preriscaldare il forno a circa 175° C.
Trita le mandorle in un robot da cucina, quindi aggiungere il burro e la stevia.
Impastare fino a quando tutti gli ingredienti si mescolano bene e si forma una pasta consistente.
Rivestire dodici stampi per muffin in silicone
Dividere uniformemente l'impasto tra gli stampi per muffin, quindi premere nella parte inferiore fino a formare una crosta e cuocere per circa 8 minuti.
Nel frattempo, in un robot da cucina impasta la crema di formaggio e la ricotta fino a quando il composto non risulterà liscio e omogeneo, incorpora gli estratti e la stevia.
Aggiungi le uova e continua a lavorare l'impasto fino a quando non diventa liscio; potrebbe essere necessario raschiare la miscela dai lati del robot.
Suddividere in parti uguali l'impasto tra gli stampi per muffin, quindi inforna per circa 30-40 minuti (quando scuotete la teglia degli stampi e le tortine traballano un pò allora sono pronti).
Lasciar raffreddare completamente, quindi mettere in frigorifero per circa 2 ore e guarnire con le bacche miste.

Informazioni nutrizionali Per porzione: 12 g grassi; 152 calorie, 6 g proteine; 3 g carboidrati.

Waffle allo speck, tacchino e mozzarella
Tempo totale: 30 minuti

Tempo di cottura: 20 minuti
Porzioni: 4

Ingredienti per i Waffle:
*   Latte intero 500 ml
*   250 gr di farina bianca 00
*   20 gr di zucchero semolato
*   30 gr di burro
*   8 gr di lievito per dolci
*   2 uova
*   sale fino q.b.
*   erba cipollina q.b.
*   pepe nero q.b.

Per il ripieno con lo Speck:
*   Speck 150 g
*   Senape 3 cucchiai
*   Insalata q.b.

Per il ripieno con l'affettato di tacchino:
*   Mozzarella 300 g
*   Affettato di tacchino 150 g
*   Pomodori piccadilly 4

Preparazione
Per realizzare i waffle sandwich ponete in una ciotola la farina setacciata, il lievito e lo zucchero.

Versate il latte mescolando con la frusta
Separate i tuorli dagli albumi e versateli nel composto, aggiungendo pepe a piacere e la noce moscata grattugiata
Unite anche l'erba cipollina tritata.
A questo punto coprite la ciotola con pellicola e lasciate riposare il composto per un paio di ore in frigorifero.
Nel frattempo preparate gli ingredienti per i ripieni: l'insalata, le fettine di speck, la senape, l'affettato di tacchino.
Poi affettate la mozzarella
e lavate e tagliate a fettine anche i pomodori.
Ora montate a neve ben soda gli albumi con un pizzico di sale.

Riprendete l'impasto dei waffle dopo averlo fatto riposare e aggiungete il burro fuso e gli albumi mescolando con una spatola dall'alto verso il basso per non smontarli.

A questo punto scaldate una piastra da waffle, versate il composto nello stampo apposito aiutandovi con un cucchiaio capiente o un mestolino.

Chiudete la piastra e cuocete per circa 5 minuti o secondo indicazioni del piccolo elettrodomestico per waffle: l'importante che a fine cottura i waffle siano dorati.

Una volta cotti fateli raffreddare e farcitene 3 con pomodoro, mozzarella e tacchino e altri 3 con la senape l'insalata e una fetta di speck, coprendo ogni waffle con un altro waffle.

N.B. Per gustarli al meglio mangiateli subito appena fatti.
Possono essere conservati in frigo per 2 gg senza farcitura.

Informazioni nutrizionali per porzione: 15,8 g proteine; 23,94 g grassi; 305,25 calorie; 4,35 grammi di carboidrati.

Porridge al cocco e mirtillo
Tempo totale: 10 minuti
Tempo di cottura: 5 minuti
Porzioni: 2

Ingredienti per la guarnizione:
* 30 gr di cocco rapè
* 2 cucchiai di semi di zucca
* 60 grammi di mirtilli
* 2 cucchiai di burro

Porridge:
* 1 pizzico di sale
* 10 gocce di stevia liquida
* 1 cucchiaino di estratto di vaniglia
* 1 cucchiaino di cannella
* 1/4 tazza di farina di cocco
* 1/4 tazza di semi di lino, macinato
* 1 tazza di latte di mandorle

Preparazione

Lasciar scaldare il latte di mandorle a fuoco basso, mettere sale, cannella, farina di cocco e semi di lino, quindi unire bene.

Usa una frusta per eliminare eventuali grumi.

Quindi riscaldare il composto fino a quando non bolle leggermente prima di aggiungere l'estratto di vaniglia.

E stevia liquida.

Quando il composto di mandorle diventa denso morbido (la consistenza puoi deciderla in base al gusto personale), spegni il fuoco e guarnisci con il cocco semi di zucca e mirtilli e il burro.

Informazioni nutrizionali per porzione: 405 calorie, 34 g grassi; 8 g carboidrati; 10 g proteine.

Torta alla zucca e cioccolato
Tempo totale: 55 minuti
Tempo di cottura: 30 minuti
Porzioni: 6/8 porzioni.

Ingredienti:
*   400 g di zucca fresca
*   200 g di formaggio quark magro
*   40 g di burro
*   30 g di zucchero integrale di canna
*   3 uova
*   30 g di farina di cocco
*   succo di 1/2 limone
*   1/2 bustina di lievito per dolci
*   200 ml di acqua
*   30 g di cioccolato fondente 75%

Pulite 400 gr di zucca e tagliatela a tocchetti per cuocerla in forno a 180°C; con un mixer (o una forchetta) formate una purea e fate raffreddare.

Fate sciogliere il burro a bagnomaria e in una ciotola unite la polpa di zucca con il quark e mescolate bene fino ad ottenere un composto omogeneo, quindi incorporatevi il burro fuso.

In un'altra ciotola sbattete 3 uova con lo zucchero integrale di canna e fate gonfiare bene.

Incorporate il composto di zucca mescolando bene. Aggiungete un pò alla volta la farina di cocco, il succo di limone, la 1/2 bustina di lievito.

Se vi accorgete che il composto risulta troppo asciutto aggiungete un pò d'acqua.

Prendete una tortiera dal diametro di 20 cm, imburrate il fondo e versatevi il composto della torta, quindi infornate e cuocete a 180°C per 30 minuti. Se usate uno stampo in silicone non serve imburrare il fondo.
A cottura ultimata, lasciate raffreddare.
Per la decorazione: in un un pentolino fate sciogliere a bagnomaria il cioccolato e con un bastoncino di legno decorate la vostra torta con delle strisce di cioccolato o come più vi piace.

Informazioni nutrizionali per porzione: 137 calorie; 10 g grassi; 6 g carboidrati; 5,4 g proteine.

Frittata di uova al formaggio
Tempo totale: 55 minuti
Tempo di cottura: 35 minuti
Porzioni: 12 rotoli.

Ingredienti:
• un pizzico di sale
• mezzo gr di lievito madre o cremon tartaro
• 100 gr di crema di formaggio
• 3 uova grandi

Preparazione
Preriscalda il forno a circa 150°C, quindi separa gli albumi dai tuorli e posiziona entrambe le uova in ciotole diverse.
Usando un mixer elettrico, monta gli albumi a neve con il lievito madre.
Nella ciotola con i tuorli, metti la crema di formaggio e il sale, sbatti il tutto bene fino a quando la miscela è raddoppiata e diventa giallo pallido e incorpora gli albumi montati a neve mescolando dal basso verso l'alto per non farlo smontare.
Cuoci in forno per circa 30 minuti dopo aver sistemato l'impasto dentro degli stampi bassi in silicone o in contenitori per forno (ceramica o inox precedentemente unti con del burro).
Saprai che sono pronti quando la parte superiore è ferma e dorata.
Lasciali raffreddare prima di mangiarli.

Informazioni nutrizionali per porzione: 45 calorie, 4 g grassi, 0 g carboidrati; 2 g proteine.

Brownies più facili di sempre
Tempo totale: 1ora circa
Tempo di cottura: 50 minuti

Porzioni: 10

Se non vuoi usare il microonde, porta l'acqua a ebollizione.
Posiziona la ciotola resistente al calore sulla pentola con acqua calda;
assicurati che l'acqua non tocchi la ciotola.
Metti il cioccolato nella ciotola e mescolare periodicamente fino a quando
non si sarà sciolto.

Ingredienti:
- 2 cucchiai di farina di mandorle
- 3 cucchiai di farina di cocco
- 1/2 cucchiaino di lievito in polvere
- 1/2 tazza di cacao in polvere, non zuccherato
- 4 uova
- 1/2 tazza di Swerve
- 1 cucchiaino di estratto di mandorle
- 1 estratto di vaniglia
- 1/2 tazza di olio di cocco
- 85 grammi di cioccolato da forno, non zuccherato.

Preparazione
Unire accuratamente la farina di mandorle, la farina di cocco, il cacao in
polvere e il lievito.
Mescolare le uova, lo Swerve, l'estratto di mandorle e vaniglia; sbattere con
una frusta elettrica in alto fino a quando tutto è ben amalgamato.
In una ciotola separata, sciogli l'olio di cocco e il cioccolato nel microonde.
Ora aggiungi il composto di uova e mescola di nuovo.
Aggiungere gradualmente gli ingredienti secchi e frullare fino a quando tutto
è ben incorporato.
Versate la pastella in una teglia leggermente unta.
Cuocere in forno preriscaldato a 160 gradi per circa 50 minuti o fino a
quando uno stuzzicadenti inserito al centro del tuo brownie non esce pulito
e asciutto.

Informazioni nutrizionali per porzione: 205 calorie; 19,5 g di grassi; 5,4 g
di carboidrati; 3,2 g di fibra; 4,7 g di proteine; 0,4 g di zuccheri.

Focaccine Di Lampone
Tempo totale: 25 minuti
Tempo di cottura: 15 minuti
Porzioni: 1

Ingredienti:
*   1 tazza di farina di mandorle 2 uova, sbattute
*   1/3 tazza di Splenda, stevia (dolcificanti naturali) o altro sostituto dello zucchero
*   1 1/2 cucchiaino di puro estratto di vaniglia
*   1 1/2 cucchiaino di lievito in polvere
*   1/2 tazza di lamponi

Preparazione
Preriscaldate il forno a 180 ° C.
Coprite una teglia con carta da forno.
In una ciotola capiente, mescolate la farina di mandorle, le uova, Splenda, la vaniglia e il lievito, fino a ottenere un impasto omogeneo.
Aggiungete i lamponi nella ciotola e mescolateli con cura.
Dopo che i lamponi sono stati messi, versate 2-3 cucchiai di impasto sulla teglia rivestita di carta da forno.
Mettete la teglia nel forno preriscaldato.
Fate cuocere per 15 minuti o fino a quando non diventa di un colore marrone chiaro.
Togliete la teglia dal forno. Mettete le focaccine su una griglia a raffreddare per 10 minuti.
SUGGERIMENTO PER GLI INGREDIENTI: A seconda delle dimensioni dei lamponi, è possibile tagliare i lamponi in due metà prima di aggiungerli all'impasto. In questo modo il sapore di lampone si diffonde su tutta la focaccina.

Informazioni nutrizionali per porzione: 133 calorie; 8,6 g grassi; 4 g carboidrati; 1,5g proteine; rapporto 3:1.

Pancake di Crema al formaggio
Tempo totale: 12 minuti
Tempo di cottura: 7 minuti
Porzioni: 1
Ingredienti
*   1 cucchiaino piccolo di Stevia
*   1 cucchiaio di farina di cocco
*   ½ cucchiaino di cannella
*   2 uova
*   60 gr di crema di formaggio
*   Olio di girasole o cocco per la cottura

Preparazione

Unisci bene tutti gli ingredienti in una ciotola fino a quando il composto è liscio, poi scalda una padella a fuoco medio-alto e aggiungi l'olio di cocco o girasole.

Aggiungi una pallina di pastella nella padella riscaldata e cuoci per circa 2 minuti su entrambi i lati. Ripeti lo stesso per la pastella rimanente.

Guarnire le frittelle con sciroppo d'acero senza zucchero o frutti di bosco.

Informazioni nutrizionali per porzione: 365 calorie, 19 g grassi, 8 g carboidrati, 17 g proteine.

Keto Frittata
Tempo totale: 40 minuti
Tempo di cottura: 35 minuti
Porzioni: 4

Ingredienti:
- Pepe e sale q.b.
- 150 gr di formaggio grattugiato
- 1 tazza di panna intera da montare (pesante)
- 8 uova
- 250 gr di spinaci freschi
- 2 cucchiai di burro da utilizzare nella frittura
- 150 gr di pancetta a dadini

Preparazione
Preriscaldare il forno a circa 175°C.

In una padella, a fuoco medio-alto, soffriggere la pancetta con un po 'di burro fino a quando diventa croccante.

Metti gli spinaci e mescola fino a quando gli spinaci non sono appassiti. Rimuovi la padella dal fuoco e mettila da parte.

Sbattere insieme panna e uova, quindi versare il composto in una teglia da forno di circa 20 cm per 20 cm.

Aggiungere il composto di formaggio, spinaci e pancetta e infornare.

Cuocere per circa 25-30 minuti fino a quando non diventa dorato molto scuro nella parte superiore e al centro.

Informazioni nutrizionali per porzione: 4 g carboidrati di montone; 59 g grassi; 661 calorie, 27 g proteine.

Frullato di mirtilli
Tempo totale: 5 minuti
Tempo di cottura: 0 minuti

Porzioni: 2

Ingredienti:
*   ½ cucchiaino di estratto di vaniglia
*   1 cucchiaio di succo di limone
*   150 gr di mirtilli freschi
*   mezzo litro di latte di cocco

Preparazione
Metti tutti gli ingredienti in un frullatore e mescola fino a quando il composto è liscio.
Assaggia quindi aggiungi il succo di limone come desideri.

Informazioni nutrizionali per porzione: 10 g carboidrati; 4 g proteine; 43 g grassi; 415 calorie.

Ricette per pranzo

Polpette di manzo con carote
Tempo totale: 40 minuti
Tempo di cottura: 25 minuti
Porzioni: 4

Ingredienti:
*   500 g di macinato di manzo
*   1 uovo biologico
*   20 g di parmigiano
*   20 g di pangrattato
*   1 spicchio d'aglio privato del cuore interno
*   1/2 bicchiere di vino bianco
*   100 g di carote
*   1 cucchiaio di semi di finocchio
*   1 cucchiaio di prezzemolo essiccato
*   sale q.b
*   3 cucchiai di olio extravergine di oliva.

Procedura
In una ciotola capiente condite il macinato di carne con il sale, lo spicchio d'aglio tagliato a piccoli pezzetti, il pangrattato, il formaggio grattugiato, l'uovo sbattuto e le erbe aromatiche.
Mescolate bene il tutto con le mani e create delle polpette della grandezza di una pallina da ping pong.
Lavate, pulite e affettate le carote a fettine e saltatele isieme alle polpettine in una padella con l'olio e sfumate con il vino bianco a fuoco medio.
Lasciate evaporare qualche minuto, mescolando bene il tutto agitando la padella dal manico (per evitare di rompere le polpette).
Coprite e lasciate cuocere a fiamma bassa per circa 15-20 minuti, mescolando di tanto in tanto per far cuocere le polpette da tutti i lati.
Servite le polpette calde.

Informazioni nutrizionali per porzione: Calorie 279; 6 g carboidrati; 14,3 g grassi; 30 g proteine.

Pollo con salsa di avocado e limone
Tempo totale: 18 minuti
Tempo di cottura: 8 minuti
Porzioni: 1

Ingredienti:
* 120 g di petti di pollo
* 30 g di polpa di avocado
* 30 g di prezzemolo fresco
* 1 cucchiaino di olio extravergine di oliva
* un pizzico di rosmarino in polvere
* 1 limone
* sale q.b

Procedura
Lavare ed asciugare bene il prezzemolo e porlo in un contenitore con la polpa di avocado pulita, il succo di 1 limone, il cucchiaino di olio e un pizzico di sale. Frullare il tutto o passate allo schiacciapatate.
Riscaldare una padella antiaderente e una volta calda, cuocere i petti di pollo da entrambi i lati per qualche minuto, spolverando con un pizzico di rosmarino in polvere.
Servire i petti di pollo spalmando in superficie la salsa di avocado e prezzemolo.

Informazioni nutrizionali per porzione: 252 calorie; 3,2 g carboidrati; 13 g grassi; 30 g proteine.

Salmone al forno con asparagi
Tempo totale: 30 minuti
Tempo di cottura: 20 minuti
Porzioni: 2

Ingredienti:
* 300 g di filetti di salmone fresco
* 200 g di asparagi freschi
* 2 cucchiaio di olio extravergine di oliva
* 1 pizzico di sale rosa dell'Himalaya
* un ciuffo di prezzemolo tritato
* un cucchiaino di origano in polvere
* 1 cucchiaino di semi di cardamomo
* il succo di mezzo limone

Procedura

Lavate bene gli asparagi e tenete da parte le punte più tenere.

Preparate una teglia con della carta forno e adagiatevi prima gli asparagi e poi i tranci di salmone.

Spolverate i tranci di salmone con l'origano in polvere, salate ed infornate a 200°C per circa 20 minuti. Condite con il succo di limone.

Consumate questo piatto di pesce come secondo piatto accompagnandolo con del pane integrale o un piatto di riso al burro se avete necessità di completare con una quota di carboidrati.

Informazioni nutrizionali per porzione: 346 calorie; 4,5 g carboidrati; 23 g grassi; 31 g proteine.

Crocchette di cipolle caramellate ripiene di formaggio di capra

Tempo totale: 55 minuti

Tempo di cottura: 45 minuti

Porzioni: 4

Ingredienti:

- 1/2 cucchiaino di cannella
- 1 cucchiaino di aglio in polvere
- 1 cucchiaino di polvere di cipolla
- 250 gr di formaggio di capra alle erbe
- 1 Kg di carne di maiale macinata
- 1 Kg di carne macinata di vitello
- 1 cipolla
- acqua q.b.
- 3 cucchiaini di whisky
- 1 cucchiaio di grasso di pancetta

Preparazione

Preriscaldare il forno a circa 200 °C

Nel frattempo, caramellare le cipolle mettendo un po 'di grasso di pancetta in una padella a fuoco medio-basso, quindi affettate la cipolla non troppo sottile.

Mettere le cipolle nella padella una volta calda e lasciatele cuocere per un paio di minuti, quindi con un cucchiaio, spezzetta la cipolla separandola dai pezzi che sono uniti.

Cuocere mescolando ogni 2 minuti circa, per 20 minuti.

Ogni volta che le cipolle si stanno attaccando alla padella, aggiungere un cucchiaino di whisky e mescolare; se serve aggiungere anche un cucchiaio d'acqua.

Le cipolle saranno pronte quando saranno marroni, dolci e morbide.

Una volta pronte, tagliare le cipolle a pezzetti molto piccoli, quindi in una terrina, mescolare tutti gli ingredienti a parte il formaggio di capra.

Fate circa 8 palline da 200 gr usando il composto e con le dita, fate un piccolo foro al centro di ogni pallina riempiendola con 30 gr di formaggio di capra (assicurarsi che i buchi siano abbastanza grandi da inserire facilmente il formaggio) e chiudere il buco ripieno con un altro pò di impasto.

Appiattite un pochino la polpetta assicurandovi di sigillarla bene per evitare che il formaggio di capra fuoriesca durante la cottura.

Cuocere per circa 30/35 minuti nel forno preriscaldato.

Informazioni nutrizionali per porzione: 700 calorie; 48 g grassi; 8 g carboidrati; 63 g proteine.

Involtini ripieni di insalata di cavolo
Tempo totale: 30 minuti
Tempo di cottura: 0 minuti
Porzioni: 4

Ingredienti:
• un pizzico di sale marino
• 2 cucchiaini di aceto di mele
• 150 ml di maionese
• 100 gr di porro fresco a dadini
• 300 grammi di cavolo rosso a fette sottili
• 25 grammi di germogli di erba medica confezionati
• 50 grammi di pollo macinato, cotto e raffreddato
• 16 foglie di cavolo privati dello stelo centrale
• Stuzzicadenti, per tenere insieme gli involtini

Preparazione
In una ciotola, mescolare bene gli ingredienti con un cucchiaio fino a quando non si combinano bene.

Quando gli steli vengono rimossi dalla foglia del cavolo, avranno una striscia mancante al centro, per cui quando riempirete con il composto dovrete posizionarlo nella parte superiore della foglia (che ha ancora lo stelo centrale) e richiudere prima con un lembo e poi, sovrapponedolo, con il secondo, fissando l'involtino con uno o due stuzzicadenti.

Aggiungere un altro cucchiaio di pollo cotto e alcuni germogli, quindi iniziate a rotolare il cavolo da un lato all'altro assicurandosi di infilare i lati per evitare che il ripieno fuoriesca.
Ripetere quanto sopra per le rimanenti foglie di cavolo e il ripieno.

Informazioni nutrizionali per porzione: 609 calorie; 50 g grassi; 6,2 g carboidrati; 32,7 g proteine.

Orata al lime e origano
Tempo totale: 30 minuti
Tempo di cottura: 20 minuti
Porzioni: 2.

Ingredienti:
• 2 orate medie già pulite
• 1 limone
• 1 lime
• 1 ciuffo di prezzemolo
• 1 cucchiaio di origano in polvere
• 1 pizzico di sale
• 1 cucchiaio di olio extravergine di oliva

Procedura
Lavate le orate già eviscerate e sistematele in una teglia ricoperta di carta forno.
Affettate metà limone a fette sottili e ponetele all'interno delle orate insieme ad un rametto di prezzemolo. Infornate le orate a 200°C per 20 minuti circa.
Nel frattempo preparate uno sbattuto per il condimento con la metà spremuta del limone rimasto e il lime ponendo il succo in una ciotolina. Aggiungete il pizzico di sale e sbattete energicamente con una forchetta, aggiungendo anche l'olio extravergine di oliva, l'origano e il prezzemolo tritato finemente.
A cottura ultimata del pesce, pulitelo privandolo della pelle, della lisca centrale e delle spine, così da ottenere dei filetti sui quali verserete il composto di limone, lime e l'origano in polvere.
Abbondate pure se vi piace, con altro prezzemolo fresco.
Ottimo piatto servito con dei carciofi cotti in tegame insieme a delle zucchine taglite a tocchetti

Informazioni nutrizionali per porzione: Calorie 282; Carboidrat :4 g Grassi 12 g; Proteine 38 g.

Curry di salmone
Tempo totale: 20 minuti
Tempo di cottura: 12 minuti
Porzioni: 4

Per quanto riguarda i condimenti, alcune persone non preferiscono le spezie forti, poiché vogliono mantenere il sapore del salmone dominante.

Ingredienti:
1 cucchiaio di olio di cocco
1/2 tazza di porri, tritati
1 cucchiaino di aglio, schiacciato
1 peperoncino tailandese, seminato e tritato
1 cucchiaino di curcuma in polvere
1/2 cucchiaino di cumino
100 grammi di panna doppia
50 grammi di latte di cocco intero, in scatola
1 tazza di brodo di pesce
1 tazza d'acqua
Salmone da 340 grammi, tagliato a pezzetti
Sale e pepe nero macinato, quanto basta
1/4 tazza di coriandolo fresco, tritato grossolanamente

Procedura
Riscalda l'olio in una pentola a fuoco medio-alto. Ora, rosola i porri e l'aglio per 2 o 3 minuti, mescolando spesso.
Aggiungi peperoncino, curcuma e cumino; cuocere un altro minuto. Aggiungere la panna, il latte di cocco, il brodo di pesce, l'acqua, il salmone, il sale e il pepe nero.
Abbassa il fuoco e lascia sobbollire per circa 12 minuti.
Successivamente, versare in ciotole individuali; servire condito con foglie fresche di coriandolo.

Informazioni nutrizionali per porzione: 246 calorie; 16,2 g di grasso; 4,9 g di carboidrati; 0,6 g di fibra; 20,3 g di proteine; 2,1 g di zuccheri.

Insalata di roast beef con condimento al pesto
Tempo totale: 10 minuti
Tempo di cottura: 5 minuti
Porzioni: 1

Ingredienti:
* 150 gr di insalata di rucola
* 100 gr di roast beef
* 60 gr pomodorini
* 30 g di pinoli
* 30 gr parmigiano, fiocchi
* 4 cucchiai di pesto
* 1 cucchiaio di olio d'oliva
* 1 cucchiaino di succo di lime o limone.

Procedura
Tagliate il roast beef e i pomodorini a pezzetti su un tagliere.
Poi mescolate il pesto verde, il succo di lime e l'olio d'oliva in una piccola ciotola.
Tostate i pinoli in una padella senza olio.
Dividete l'insalata di rucola in due piatti ed adagiate il roast beef sopra.
Aggiungete i pomodorini, i pinoli e il pesto all'insalata.
Infine cospargete l'insalata con un po' di parmigiano.

Informazioni nutrizionali per porzione: Calorie: 426; Grassi: 32,8; Carboidrati: 5.4; Proteine: 24.9.

Zuppa di broccoli con curcuma
Tempo totale: 1 ora
Tempo di cottura: 45 minuti
Porzioni: 2

Ingredienti:
* 200 ml circa di acqua
* 2 piccole teste di broccoli tagliate a cimette
* 2 cucchiaini di zenzero fresco tritato
* 1 cucchiaino di polvere di curcuma
* 1 cucchiaino di sale
* 250 ml di latte di cocco senza zucchero
* 3 spicchi d'aglio
* 1 cipolla

Preparazione
Metti metà del latte di cocco in un tegame a fuoco basso, quindi aggiungi aglio e cipolla e farli ammorbidire cuocendo per 5 minuti.

Aggiungi il restante latte di cocco, l'acqua, le cimette di broccoli, lo zenzero, la curcuma e il sale, quindi fai bollire piano, a fuoco lento per circa 40 minuti, mescolando spesso.
Lasciare raffreddare e frullare tutto con un minipimer fino ad avere una zuppa cremosa.
Servire con alcuni semi di sesamo, verdure fresche, mandorle tostate e yogurt.

Informazioni nutrizionali per porzione: 439 calorie, 36 g grassi, 17 g carboidrati, 8 g proteine.

Wrap di uova con salmone e spinaci
Tempo totale: 45 minuti
Tempo di cottura: 12 minuti
Porzioni: 1

Ingredienti:
- 3 uova
- Un pizzico di latte di mandorle
- 100 gr di spinaci baby
- 2 cucchiai di olio d'oliva
- Sale e pepe a piacere
- 25 g di crema di formaggio
- 20 g di rucola
- 50 gr di salmone affumicato
- 4 pomodorini
- 1/4 cucchiaino di sale
- (Facoltativo): 1 manciata di pinoli

Preparazione
Tagliate gli spinaci baby a pezzetti. Scaldate un cucchiaio di olio d'oliva in una padella di media grandezza e soffriggete gli spinaci per circa 2 minuti.
Mescolate con la frusta le uova, il latte di mandorle e il sale in una grande ciotola.
Dopo aver cotto gli spinaci aggiungeteli nella ciotola e mescolateli bene con le uova.
Nella stessa padella usata in precedenza, friggete la frittata di spinaci a fuoco basso per 5-10 minuti fino a cottura. Girate con attenzione la frittata a metà cottura con una spatola.
Lasciate raffreddare la frittata per almeno 30 minuti e poi tagliate i pomodorini a fettine.

Quando la frittata si sarà raffreddata, spalmateci sopra la crema di formaggio e farcite con rucola, salmone affumicato, pomodorini e pinoli. Infine, arrotolate bene la frittata, tagliatela a metà e gustatela!

Informazioni nutrizionali per porzione: 236 calorie; 17,5 grassi; 1.9 carboidrati; 16,5 proteine.

Bistecca di pollo al formaggio
Tempo totale: 25 minuti
Tempo di cottura: 15 minuti
Porzioni: 3

Ingredienti:
- 3 fette di provolone
- 1/2 cucchiaino di aglio tritato
- 100 gr di peperone, a dadini, freschi o congelati
- 100 gr di cipolla a dadini, fresca o congelata
- 2 cucchiai (30 ml) di olio d'oliva
- 1 pizzico di pepe macinato
- 1/2 cucchiaino di aglio in polvere
- 1/2 cucchiaino di polvere di cipolla
- 2 cucchiai (30 ml) di salsa Worcestershire
- 300 gr di petti di pollo.

Preparazione
Tagliare i petti di pollo in tagli molto sottili, quindi metterlo in congelatore per alcuni minuti per facilitare la preparazione di questa ricetta.
Mettere il pollo in una ciotola e aggiungere la salsa Worcestershire, la polvere di cipolla, l'aglio in polvere e il pepe e mescolare per isaporirlo bene da tutte le parti.
In una padella da forno, mettere un cucchiaio di olio d'oliva, quindi aggiungere il pollo e cuocere per circa 5 minuti o fino a quando non diventano dorati scuri.
Girare i petti di pollo dall'altra parte e cuocere per altri 2-3 minuti.
Togliere dalla padella.
In questa stessa padella aggiungere il restante olio di oliva, l'aglio, il pepe e la cipolla.
Cuocere mescolando continuamente per circa 2-3 minuti fino a quando si sono ammorbiditi.
Ridurre il fuoco e aggiungere i petti di pollo nella padella; mescolare per combinare tutto insieme.

Mettere il formaggio sopra e coprire con un coperchio per altri 2-3 minuti fino a quando il formaggio si scioglie.
Servire caldo.

Informazioni nutrizionali per porzione: 263 calorie, 13 g grassi, 5 g carboidrati, 27 g proteine.

Risotto cremoso al cavolfiore
Tempo totale: 25 minuti
Tempo di cottura: 8 minuti
Porzioni: 1\2

Ingredienti:
* 400 gr di riso di cavolfiore
* 33 gr mascarpone
* 2 cucchiai di burro
* 25 g di pesto verde
* 2 cucchiai di parmigiano grattugiato
* 1/2 cucchiaino di sale
* 1/4 cucchiaino di aglio in polvere
* 1/4 cucchiaino di Pepe nero

Procedura
Riscaldate 1 cucchiaio di burro in una grande padella o wok. Aggiungete il riso di cavolfiore nella padella e infornate per 3-4 minuti, mescolando per tutto il tempo.
Aggiungete quindi il resto del burro, il mascarpone e tutte le erbe e soffriggete il tutto per 2 minuti mescolando.
Infine aggiungete il parmigiano e infornate per un altro minuto.
Lasciate raffreddare per 2 minuti, quindi aggiungete il pesto verde e mescolatelo nel risotto di cavolfiore.
Dividete il risotto in due porzioni, impiattate il tutto e servite.

Informazioni nutrizionali per porzione: 228 calorie; 18.9 grassi; 10,0 carboidrati; 6.8 proteine.

Peperoni Ripieni con Cavolfiore e Formaggio
Tempo totale: 45 minuti
Tempo di cottura: 32 minuti

Porzioni: 6

Le verdure come il peperone e il cavolfiore sono generalmente buone opzioni cheto mentre le verdure sottoterra contengono più carboidrati. Questi peperoni sono deliziosi serviti caldi o freddi.

Ingredienti:
* 2 cucchiai di olio vegetale
* 2 cucchiai di cipolla gialla, tritata
* 1 cucchiaino di aglio fresco, schiacciato
* 200 grammi di maiale macinato
* 200 grammi di tacchino macinato
* 1 tazza di riso al cavolfiore
* 1/2 cucchiaino di sale marino
* 1/4 cucchiaino di fiocchi di peperone rosso, schiacciati
* 1/2 cucchiaino di pepe nero macinato
* 1 cucchiaino di fiocchi di prezzemolo essiccato
* 6 peperoni di media grandezza, mondati e puliti
* 1/2 tazza di salsa di pomodoro
* 1/2 tazza di formaggio cheddar, sminuzzato

Procedura
Scaldare l'olio in una padella a fuoco medio.
Una volta caldo, rosolare la cipolla e l'aglio per 2 o 3 minuti.
Aggiungere la carne macinata e cuocere per 6 minuti in più o finché non sarà ben dorata. Aggiungere il riso al cavolfiore e il condimento.
Continua a cuocere per altri 3 minuti.
Dividete il ripieno tra i peperoni preparati.
Coprite con un foglio di carta stagnola.
Mettere i peperoni in una teglia da forno; aggiungere la salsa di pomodoro.
Cuocere in forno preriscaldato a 210 gradi per 20 minuti.
Scoprire, guarnire con il formaggio e cuocere per altri 10 minuti.

Informazioni nutrizionali per porzione: 244 calorie; 12,9 g grassi; 3,2 g carboidrati; 1 g fibra; 16,5 g proteine; 1,6 g zuccheri.

Fettine di Vitello con zucca
Tempo totale: 30 minuti
Tempo di cottura: 20 minuti
Porzioni: 2

Ingredienti:

- 300 g di fettine di vitello
- 300 g di zucca pulita
- 1 scalogno piccolo
- 1 cucchiaio di olio extravergine di oliva
- sale
- 1 cucchiaino di semi di finocchio in polvere
- 1/2 cucchiaino di rosmarino in polvere

Preparazione
Pulite ed affettate la zucca in pezzi medi; pulite lo scalogno e affettatelo sottilmente.
Prendete una padella antiaderente e soffriggete lo scalogno con l'olio, quindi aggiungete le fettine di scottona e la zucca a pezzi, salate, cospargete con la polvere di finocchio e rosmarino, coprite e lasciate cuocere per 10 minuti, rigirando le fettine anche dall'altro lato aggiungendo un pò di acqua calda se dovese essere necessario.
A piacimento si può sostituire il vitello con altre tipologie di carne come pollo, tacchino, maiale magro o agnello.

Informazioni nutrizionali per porzione: Calorie 270; Carboidrati 6 g; Grassi 12 g; Proteine: 33 g.

Lasagne di funghi Portobello ripieni
Tempo totale: 1 ora 10 minuti
Tempo di cottura: 60 minuti
Porzioni: 4

Ingredienti
- Prezzemolo, tritato per guarnire
- 200 gr di mozzarella a pezzettini
- 200 ml di salsa marinara senza zucchero
- 200 gr di ricotta al latte intero
- 400 gr di carne macinata di manzo
- 4 grandi funghi Portobello (varietà grande degli champignon)
- Sale e pepe q.b.

Preparazione
Pulisci, spazzola e lava bene i funghi e asciugali con un tovagliolo di carta quindi rimuovi gli steli se presenti.

Impasta la carne macinata e condiscila con il sale e il pepe e riempi i cappelli di ogni fungo assicurandoti di coprire i bordi e fino ai lati.

Versare la ricotta in ciascuno dei dei funghi e premere i bordi assicurandosi di lasciare un buco nel mezzo per la salsa.

Versare la salsa marinara in ogni fungo posizionandolo sopra la ricotta.

Cospargere ¼ di tazza di mozzarella su ogni fungo quindi cuocere nel forno preparato per circa 40 minuti a 180°C.

Aggiungere un pò di prezzemolo e servire immediatamente.

Informazioni nutrizionali per porzione: 482 calorie; 36 g grassi; 6,5 g carboidrati; 28 g proteine.

Burger di tacchino alla griglia
Tempo totale: 17 minuti
Tempo di cottura: 12 minuti
Porzioni: 4

Ingredienti:
- Pepe e sale
- 1 cucchiaio di olio d'oliva
- 1 spicchio d'aglio, tritato
- 50 gr di prezzemolo fresco tritato
- 50 gr di cipolla gialla, a dadini
- 1 uovo biologico grande sbattuto
- 100 gr di farina di mandorle
- 1 Kg di petto di tacchino macinato

Preparazione
In un contenitore capiente unire e mescolare insieme l'aglio, il prezzemolo, le cipolle, l'uovo, la farina di mandorle e il tacchino, quindi condire con un po 'di pepe e sale.

Impasta bene tutti gli ingredienti e porziona in quattro polpette schiacciate di un centimetro di spessore e spennellate un po 'di olio d'oliva su entrambi i lati.

Preriscaldare la griglia a fuoco medio-alto spennellandole con un pò d'olio. Metti le polpette sulla griglia preriscaldata e cuoci per circa 5-6 minuti, poi gira dall'altra parte e cuoci per altri 5 minuti: per velocizzare puoi coprire con un coperchio fino a quando le polpette non saranno ben cotte.

Informazioni nutrizionali per porzione: 340 calorie; 20 g grassi, 2,5 g carboidrati; 37 g proteine.

Crocchette di pollo
Tempo totale: 15 minuti
Tempo di cottura: 10 minuti
Porzioni: 1

Ingredienti:
* Pepe, sale q.b.
* Un pizzico di aglio in polvere
* 50 ml di panna per cucina
* 12 grammi di burro
* 20 grammi di olio d'oliva
* 0,5 grammi di lievito in polvere
* 2,5 grammi di farina di cocco
* 17 grammi di petto di pollo cotto e macinato
* 2 albumi montati a neve dura
* 2 pizzichi di noce moscata
* Un pizzico di curry

Preparazione
In una ciotola capiente impasta il pollo, aglio in polvere, pepe, sale, lievito e farina di cocco e l'olio.
Incorpora gli albumi montati a neve mescolando dal basso verso l'alto per non farli smontare.

Sciogli un po' di burro in una padella, quindi aggiungi le crocchette fatte con l'impasto (dimensioni di una pepita ovale, per intenderci 30/40 gr circa) e friggi per circa un minuto, da una parte e dall'altra, fino a cottura completa.
In una ciotolina versare la panna la noce moscata e il curry e 2 cucchiai di acqua, amalgamando tutto.
Servire le crocchette di pollo su di un piatto dove avrete versato da una parte anche un pò di panna condita.

Informazioni nutrizionali per porzione: 296 calorie; 41 g grassi, 2 g carboidrati; 9 g proteine.

Ricette per cena

Pancakes al formaggio cremoso
Tempo totale:15 minuti
Tempo di cottura: 5 minuti
Porzione: 1 grande

Ingredienti:
- 55 gr di crema di formaggio
- 2 uova medie
- 1/2 cucchiaino di cannella
- Stevia (dolcificante naturale) o eritritolo a piacere

Preparazione
Mettete tutti gli ingredienti in un frullatore o in un robot da cucina.
Accendete il frullatore e mescolate fino a ottenere una pastella omogenea.
Dopo aver mescolato, lasciate riposare la pastella per 2 minuti.
Riscaldate una padella unta a fuoco medio.
Potete scegliere di cucinare un pancake grande o due o tre più piccoli.
Mettete la pastella nella padella e cuocete il pancake fino a quando non appaiono piccole bolle sulla parte superiore e bordi asciutti.
Infine, girate e cuocete il pancake nell'altro lato per un altro minuto.

Informazioni nutrizionali per porzione: 344 calorie; 29.1 grassi; 2.5 carboidrati; 17.2 proteine.

Parmigiana di melanzane e uova
Tempo totale: 50 minuti
Tempo di cottura: 45 minuti
Porzioni: 3

Ingredienti:
- 700 g Melanzane pelate affettate
- 1 tazza di Parmigiano
- 2 tazze di Mozzarella tritata
- 1 tazza e mezza di salsa di pomodoro
- Origano

- Basilico
- Mezzo cucchiaino di sale

Preparazione
Imbevi una casseruola con un filo di olio e metti una fila di melanzane affettate.
Cospargi la mozzarella a pezzetti, il parmigiano e la salsa.
Ripeti questo procedimento per più volte fino a quando la casseruola non è piena.
Copri la casseruola con un foglio di alluminio e cuoci per 40 minuti a 190°C in forno.
Prendi altri pezzetti di mozzarella e cospargili nella parte superiore della parmigiana, fai cuocere per altri 5 minuti.
Condisci con sale, origano e basilico.

Informazioni nutrizionali per porzione: 422 calorie; 15 g carboidati; 30g proteine; 32 g grassi.

Insalata di cavolo al lime
Tempo totale:10 minuti
Tempo di cottura: 0 minuti
Pporzioni: 4

Ingredienti:
- 1 cucchiaino di Sale
- 1/4 di tazza di Acqua
- 1 spicchio di Aglio
- 2 cucchiai di Succo di lime
- 1/4 di tazza di foglie fresche di coriandolo
- 2 avocado
- 400 g di Insalata di cavolo già pronta

Preparazione
Trita il coriandolo e l'aglio e mettili in un frullatore insieme ad un pochino di acqua, aggiungi i 2 avocado + succo di lime e frulla fino ad ottenere una crema.
Mescola l'insalata di cavolo già pronta con il condimento appena ottenuto e mescola bene, veloce e buonissima.

Informazioni nutrizionali per porzione: 359 calorie; 5 g carboidrati; 8 g proteine; 12 g grassi.

Mini polpette

Tempo totale: 35 minuti
Tempo di cottura: 30 minuti
Porzioni: per 25 o più mini polpette

Ingredienti
- 30 ml di senape
- 3 spicchi d'aglio sbucciato e tritato
- 1 cucchiaino di timo secco
- 200 gr di spinaci tritati finemente
- 100 gr di carote, grattugiate
- 200 gr di funghi (qualsiasi tipo va bene) tritati finemente
- 1 cipolla media pelata e tritata finemente
- 2 grandi uova biologiche
- 1 cucchiaino di pepe nero macinato
- 1 1/2 cucchiaino di sale marino
- 2 Kg di carne di maiale biologico

Preparazione
Preriscalda il forno a circa 180°C e in una terrina, mescola tutti gli ingredienti.
Impasta bene tutti gli ingredienti fino ad ottenere un composto sodo e ben miscelato.
Dividere equamente il composto in 12 polpette: per mia comodità io uso gli stampini in silicone per muffin, ma si può usare anche una teglia di alluminio rivestita con della carta forno, quindi cuocere per circa 25-30 minuti fino a quando la carne è ben cotta.
Servire caldo con insalata o riso al cavolfiore.
Gli avanzi conservati in frigorifero si mantengono buoni fino a 3 o 4 giorni, in freezer fino a 3 mesi.

Informazioni nutrizionali per porzione: 135 calorie; 3,5 g grassi, 3,1 g carboidrati; 21,8 g proteine.

Casseruola di maiale al formaggio
Tempo totale: 50 minuti
Tempo di cottura: 40 minuti
Porzioni: 4

Ingredienti:
- 1 tazza di formaggio cheddar, grattugiato
- 2 uova, montate
- 500 gr di lonza di maiale tagliata a cubetti

- 2 cucchiai di olio di girasole o avocado
- 2 scalogni tritati
- 3 spicchi d'aglio tritati
- 200 gr di peperoni rossi tagliati a strisce
- 50 ml di panna
- 1 cucchiaio di erba cipollina, tritata
- 3 gr (½ cucchiaino circa) di cumino in polvere macinato

Preparazione

Riscaldare la padella senza manici di plastica, aggiungere lo scalogno e l'aglio e soffriggere per 2 minuti e mettere i peperoni, la carne, mescolare bene e cuocere per altri 5 minuti.

Aggiungere il cumino, sale, pepe, amalgamare e togliere dal fuoco.

In una ciotola a parte unire alle uova la panna e il formaggio, sbattere e versare sul mix di maiale.

5. Cospargere con l'erba cipollina, introdurre la padella nel forno e cuocere a 190°C per 30 minuti.

Far stiepidire e servire subito magari accompagnato ad un'isalata mista

Informazioni nutrizionali per porzione: 455 calorie; 34 g grassi; 3 g fibre; 3 g carboidrati; 33 proteine.

Frittata di cavolo e feta

Tempo totale: 1 ora e 10 minuti
Tempo di cottura: 1 ora e 20 minuti
Porzioni: 8

Ingredienti:
- 8 uova sbattute
- 120 gr di formaggio feta, sbriciolato
- 200 gr di peperoni arrostiti e tagliati a dadini
- 150 gr di cavolo nero
- 50 gr di porro affettato
- 2 cucchiaini di olio d'oliva

Preparazione

Scaldare l'olio d'oliva in una padella a fuoco medio-alto.

Aggiungere il cavolo nero e far cuocere per 4-5 minuti o fino a quando si sarà ammorbidito.

In un tegame da forno capiente antiaderente unire il cavolo nero, il porro, i peperoni cuocere per 5 minuti mescolando bene.
Aggiungere le uova sbattute il formaggio feta sbriciolato e cuocere in forno a 180° C per circa un'ora.
Lo sformato sarà pronto quando risulterà sodo e dorato.
Servire caldo con insalata verde.

Informazioni nutrizionali per porzione: Calorie 150; Grassi 9 g; Carboidrati 10 g; Zuccheri 5 g; Proteine 10 g.

Panino con Prosciutto e Provolone
Tempo totale: 30 minuti
Tempo di cottura: 5 minuti
Porzioni: 1

Ingredienti:
• 1 uovo grande, separato
• Un pizzico di cremor tartaro
• Pizzico di sale
• 30 grammi di crema di formaggio, ammorbidita
• ¼ di tazza di provola grattugiata
• 100 grammi di prosciutto affettato

Preparazione
Per il pane, preriscaldare il forno a 150 ° e rivestire una teglia con carta da forno.
Montare gli albumi con il cremor tartaro e il sale fino a formare picchi morbidi.
Sbattere la crema di formaggio e il tuorlo d'uovo fino a ottenere un composto omogeneo e giallo chiaro.
Aggiungere poco alla volta gli albumi fino a ottenere un composto omogeneo e ben amalgamato.
Versare la pastella sulla teglia in due dischi uniformi.
Cuocere per 25 minuti fino a quando i dischi di pane sono sodi e leggermente dorati.
Distribuire il burro su un lato di ogni disco di pane, quindi posizionarne uno in una padella preriscaldata a fuoco medio.
Cospargere di formaggio e aggiungere il prosciutto affettato, quindi guarnire con l'altro disco di pane con il lato del burro rivolto verso l'alto.
Cuocere il panino per uno o due minuti, quindi capovolgerlo con cura.
Lasciar cuocere fino a quando il formaggio si sarà sciolto, quindi servire.

Informazioni nutrizionali: 425 calorie, 31 g di grassi, 31 g di proteine, 1 g di fibre, 4 g netti di carboidrati.

Involtini di lattuga ripieni di filetto di tacchino e pancetta
Tempo totale: 20 minuti
Tempo di cottura: 0 minuti
Porzioni: 1

Ingredienti:
Maionese al basilico:
- 2-3 cucchiai di Maionese
- 6 foglie di basilico
- opzionale: 1 spicchio d'aglio piccolo, schiacciato
- 1 cucchiaino di succo di limone

Involucri di lattuga:
- Metà lattuga iceberg
- 6 fette di affettato di tacchino o di pollo
- 4 fette di pancetta fritta
- 1 avocado piccolo
- 1 pomodoro
- Sale e pepe a piacere

Preparazione
Per preparare la maionese al basilico, mettete e amalgamate per bene la maionese, il basilico, l'aglio schiacciato e il succo di limone in un piccolo robot da cucina o in un frullatore.
Poi affettate l'avocado e il pomodoro su un tagliere grande.
Prendete la metà della lattuga iceberg e strappate due foglie grandi e metteteci sopra due fette di affettato di pollo o di tacchino.
Spalmate sopra le fette di filetto un po' di maionese al basilico.
E di nuovo mettete un'altra fetta di tacchino o filetto di pollo, in più aggiungeteci pancetta, pomodoro e avocado.
Condite leggermente con sale e pepe, e arrotolate la foglia di lattuga farcita come un burrito. Infine impiattate e servite gli involtini di lattuga freddi.

Informazioni nutrizionali: 300 calorie; 27,5 grassi; 4.8 carboidrati; 12,8 proteine.

Spaghetti di zucchine con pollo e pesto
Tempo totale: 30 minuti
Temppo di cottura: 19 minuti

Porzioni: ¼

Ingredienti
* 500 gr di broccoli
* 400 gr di filetto di pollo al minuto
* 600 gr di spaghetti di zucchine
* 70 gr pesto alla genovese
* 80 gr pomodorini
* 30 g di pinoli
* 75 gr di rucola
* 50 gr di parmigiano grattugiato
* 3 cucchiai di olio d'oliva
* Sale e pepe a piacere
* Opzionale: cucchiaio di Crème fraiche

Preparazione:
Tagliate i broccoli a in piccoli pezzi. Cuocete i broccoli nell'acqua bollente per 6-8 minuti.
Nel frattempo, condite il filetto di pollo con il vostro mix di spezie preferito. Mettete il filetto di pollo in una padella unta e friggeteli per 5-6 minuti a fuoco medio.
Una volta cotto, tagliate a cubetti il filetto di pollo.
Una volta pronti i broccoli, scolateli e rimuovete l'acqua di cottura dalla padella.
Ora riscaldate 2 cucchiai di olio d'oliva nella padella e aggiungere gli spaghetti di zucchine.
Cuocete le zucchine per 2 minuti e aggiungete il pesto, i broccoli e il pollo. Mescolate bene e cuocete per altri 2-3 minuti.
Infine impiattate il tutto in quattro piatti e guarnite con pinoli, parmigiano, pomodorini e rucola.

Informazioni nutrizionali: 356 calorie; 19.8 grassi; 8.9 carboidrati; 36,3 proteine.

Salmone ripieno di gamberetti
Tempo totale: 35 minuti
Tempo di cottura: 25 minuti
Porzioni: 2

Ingredienti:
* 2 filetti di salmone
* Un filo d'olio d'oliva

- 150 gr di gamberi a pezzetti
- 6 funghi champignon medi tritati
- 3 cipollotti tritati
- 200 gr di spinaci
- 60 ml di maionese
- 50 gr di noci di macadamia tostate e tritate
- Pepe nero e sale q.b.
- Un pizzico di noce moscata

Preparazione:
Cuocere per 4 minuti in una padella antiaderente i funghi, le cipolle, il sale e il pepe; mescolando aggiungere le noci di macadamia, cuocere ancora per altri 2 minuti.
Unire gli spinaci e i gamberi, mescolare e cuocere per 2 minuti.
Togliere dal fuoco, lasciare raffreddare un pò e aggiungere la maionese e la noce moscata e mescolare bene.
Praticare un'incisione nel senso della lunghezza in ogni filetto di salmone, cospargere di sale e pepe, e riempire con il mix di gamberi e spinaci.
Scaldare una padella a fuoco medio-alto con un filo d'olio e aggiungere il salmone ripieno, (eventualmente con la pelle rivolta verso il basso), cuocere per 1 minuto, abbassare il fuoco, coprire la padella e cuocere per 8 minuti, lasciate riposare per 3 minuti e servire accompagnando a zucchine trifolate con aglio.

Informazioni nutrizionali per porzione: calorie 430, grassi 30, fibre 3, carboidrati 7, proteine 50.

Capesante con salsa di finocchi
Tempo totale: 20 minuti
Tempo di cottura: 10 minuti
Porzioni: 2

Ingredienti:
- 6 capesante
- 2 finocchi affettatati
- Succo di ½ lime biologico
- 1 lime biologico tagliato a spicchi
- Scorza grattugiata di 1 lime biologico
- 1 uovo grande
- 3 cucchiai (60 ml circa) di burro fuso chiarificato
- ½ cucchiaio di olio d'oliva

- Pepe nero e sale q.b.

Preparazione
Condire le capesante con sale e pepe, metterle in una ciotola e mescolare
con metà del succo di lime e metà della scorza e coprire con un coperchio
per lasciarle insaporire.
In un'altra ciotola unire l'uovo con un pò di sale e pepe, il resto del succo di
lime e la scorza di lime e sbattere bene.
Aggiungere il burro chiarificato fuso e continuare a mescolare molto bene.
Incorporare al battuto le metà delle fettine sottili di finocchio
Oliate bene una padella capiente unire il composto e cuocere a fuoco medio
per 2 minuti, poi capovolgere e cuocere per altri 2 minuti.
Aggiungere le capesante nella padella continuare la cottura per 2 minuti,
capovolgere e cuocere per altri 2 minuti.
Condisci il restante finocchio con un filo di olio d'oliva e sale per contorno
insieme agli spicchi di lime.

Informazioni nutrizionali per porzione: calorie 400, grassi 24, fibre 4,
carboidrati 12, proteine 25.

Tacchino e Pomodori
Tempo totale: 40 minuti
Tempo di cottura: 30 minuti
Porzioni: 4

Ingredienti:
- 2 scalogni tritati
- 20 ml (1 cucchiaio abbondante) di burro chiarificato fuso
- 200 ml di brodo di pollo
- 500 gr di petto di tacchino a cubetti
- 200 gr di pomodorini tagliati a metà
- 5 gr (1 cucchiaio circa) di rosmarino tritato o in polvere

Preparazione
Assicurarsi che la padella contenente il burro chiarificato sia calda,
aggiungere gli scalogni e la carne e rosolare per 5 minuti.
Unire il resto degli ingredienti e cuocere a fuoco medio per 25 minuti,
mescolando spesso.
Ottima servita calda con dei fagiolini stufati

Informazioni nutrizionali per porzione: calorie 150, grassi 4, fibre 1,
carboidrati 3, proteine 10.

Salmone al limone
Tempo totale: 55 minuti
Tempo di cottura: 45 minuti
Porzioni: 2

Ingredienti:
- 2 filetti di salmone medi
- Pepe nero e sale q.b.
- Un filo d'olio d'oliva
- 1 scalogno medio tritato
- 1 cucchiaio di succo di limone biologico
- 1 limone grande biologico
- 50 ml di olio d'oliva
- 2 cucchiai di prezzemolo, tritato finemente

Preparazione
Spennellare i filetti di salmone con un filo di olio d'oliva, cospargere di sale e pepe, disporre su una teglia foderata con carta forno e cuocere in forno a 180°C e cuocere per 45 minuti.
Nel frattempo, mettere lo scalogno in una ciotola, aggiungere 1 cucchiaio di succo di limone, sale e pepe, mescolare e lasciare da parte per 10 minuti.
Tagliare il limone intero a spicchi sottili e unirlo agli scalogni, al prezzemolo e all'olio d'oliva e mescola il tutto.
Sfornare il salmone tagliarlo in pezzi medi e servirlo con il mix di limone e scalogno.

Informazioni nutrizionali per porzione: calorie 200, grassi 10, fibre 1, carboidrati 5, proteine 20.

Zuppa di Cozze
Tempo totale: 30 minuti
Tempo di cottura: 15 minuti
Porzioni: 6

Ingredienti:
- 2 confezioni (retine) di cozze
- 900 gr pomodori in scatola a pezzettini
- 2 tazze di brodo vegetale
- 1 cucchiaino di peperoncino tritato
- 3 spicchi d'aglio tritati
- 1 manciata di prezzemolo tritato

- 1 cipolla piccola tritata
- 1 cucchiaio di olio d'oliva

Preparazione
In un tegame molto capiente cuocete la cipolla nell'olio a fuoco medio-alto, per 3 minuti.
Aggiungere aglio e peperoncino, mescolare e cuocere per 1 minuto quindi unire i pomodori tritati e mescolare.
Aggiungere il brodo, sale e pepe, mescolare e portare a ebollizione.
Aggiungere le cozze sciacquate e pulite dalle restanti alghe e cuocere fino a quando si aprono, scartando quelle chiuse.
Cospargere con prezzemolo a fine cottura e buon appetito.

Informazioni nutrizionali per porzione: calorie 250, grassi 3, fibre 3, carboidrati 2, proteine 8.

Pesce spada alla griglia
Tempo totale: 3 ore e 20 minuti
Tempo di cottura: 10 minuti
Porzioni: 4

Ingredienti:
- 1 cucchiaio di prezzemolo, tritato
- 1 limone, tagliato a spicchi
- 4 bistecche di pesce spada
- 3 spicchi d'aglio, tritati
- 100 ml di brodo vegetale
- 3 cucchiai (100 ml circa) di olio d'oliva
- 50 ml di succo di limone
- Pepe nero e sale q.b.
- 10 gr di mix di spezie essiccate in polvere (rosmarino, salvia e maggiorana)

Preparazione
In una ciotola, mescolare brodo con l'aglio, succo di limone, olio d'oliva, sale, pepe, salvia, maggiorana e rosmarino e sbattere bene.
Immergere le bistecche di pesce spada, ricoprire e conservare in frigorifero per 3 ore.
Posizionare le bistecche di pesce marinate sulla griglia preriscaldata a fuoco medio-alto e cuocere per 5 minuti su ciascun lato.
Disporre sui piatti, cospargere il prezzemolo e servire con accanto spicchi di limone.

Informazioni nutrizionali per porzione: calorie 136, grassi 5, fibre 0, carboidrati 1, proteine 20.

Frittelle di spinaci con semi di Chia
Tempo totale: 15 minuti
Tempo di cottura: 5 minuti
Porzioni: 6

Ingredienti:
• 4 uova
• 100 gr di farina di cocco
• 100 ml di latte di cocco
• 50 gr di semi di chia
• 200 gr di spinaci tritati
• 1 cucchiaino di bicarbonato di sodio
• ½ cucchiaino di pepe
• ½ cucchiaino di sale

Preparazione
Sbattere le uova in una ciotola fino a quando non diventano schiumose.
Incorporare tutti gli ingredienti secchi al composto di uova e mescolate energicamente con una frusta fino a formare un composto omogeneo. Aggiungete gli spinaci e mescolate ancora.
Ungere una padella unta con burro e scaldare a fuoco medio.
Versare 3-4 cucchiai di pastella sulla padella e formare delle frittelline tipo pancake e cuocetelo fino a quando non diventa leggermente dorato da entrambi i lati.
Per un tocco gustoso aggiungete sopra le frittelle delle fettine di speck e scaglie di parmigiano.

Informazioni nutrizionali per porzione: Calorie 111; Grassi 7,2 g; Carboidrati 6 g; Zucchero 0.4 g; Proteine 6,3 g.

Dessert & spuntini

Barrette di cheesecake al limone
Tempo totale: 2 ore e 12 minuti
Tempo di cottura: 12 minuti
Porzioni: 1

Ingredienti:
* 1/2 tazza di burro fuso
* 1/2 tazza di farina di mandorle
* 1 tazza di acqua bollente
* 1/3 tazza di gelatina al limone senza zucchero
* 1 confezione di crema di formaggio
* 2 cucchiai di succo di limone appena spremuto

Preparazione
Preriscaldate il forno a 175 ° C.
In una ciotola media, mescolate il burro fuso e la farina di mandorle. Trasferite poi l'impasto in una teglia quadrata da 20 cm. Distribuite in modo uniforme il tutto sul fondo fino a formare una crosta.
Infornate la teglia nel forno preriscaldato per 10 minuti. Dopodiché sfornate e mettetela da parte a raffreddare.
Mescolate nell'acqua bollente la gelatina in una ciotola capiente. Mescolate per circa 2 minuti per finche non si scioglie.
Aggiungete la crema di formaggio e il succo di limone e continuate a mescolare finchè non si amalgama bene il tutto.
Versate il composto di crema di formaggio sulla crosta raffreddata. Mettetelo in frigorifero per almeno 2 ore finché non si sarà ben raffreddato e solidificato
Infine, tagliate la crostata in quadrati omogenei e servite.

Informazioni nutrizionali per porzione: 268 calorie; 25,2 g grasso; 2,1 g carboidrati; 0,8 g fibra; 6,5 g proteine; rapporto 4: 1.

Snack di formaggio cremoso ai mirtilli

Tempo totale: 1 ora e 10 minuti
Tempo di cottura: 0 minuti
Porzioni:1

Ingredienti:
* 4 cucchiai di burro
* 1/4 tazza di crema di formaggio
* 4 cucchiai di olio di cocco
* 4 cucchiai di panna montata
* 1/4 tazza di mirtilli, tritati finemente
* 1 cucchiaino di puro estratto di vaniglia

Preparazione
Aggiungete il burro, la crema di formaggio e l'olio di cocco in un piatto di medie dimensioni adatto al microonde.
Scaldate il tutto in microonde fino a quando la miscela inizia a sciogliersi.
Una volta sciolto, aggiungete la panna montata e i mirtilli.
Mettete poi la miscela in un frullatore.
Aggiungete la vaniglia e frullate di nuovo.
Versate il composto in modo uniforme uno stampo per cubetti di ghiaccio.
Congelate il tutto nel freezer per almeno 1 ora, preferibilmente durante la notte.

*Informazioni nutrizionali per porzione:*82 calorie; 8,9 g grasso; 0,6 g carboidrati; 0 g fibra; 0,4 proteine; rapporto 4: 1.

Bonbon al cioccolato e burro di arachidi
Tempo totale: 1 ora e 5 minuti
Tempo di cottura: 0 minuti
Porzioni: 12

Ingredienti:
* 4 cucchiai di burro
* 4 cucchiai di olio di cocco
* 4 cucchiai di panna montata
* 2 cucchiai di burro di arachidi in polvere
* 2 cucchiai di cacao amaro in polvere
* 1 cucchiaino di puro estratto di vaniglia
* 1 cucchiaino di stevia o altro sostituto dello zucchero

Preparazione

Aggiungete il burro e l'olio di cocco in un piatto di medie dimensioni adatto al microonde.

Scaldate il tutto nel microonde fino a quando la miscela inizia a sciogliersi.

Una volta sciolto, aggiungete la panna montata e mescolare bene il tutto.

Mescolate insieme il burro di arachidi in polvere, il cacao in polvere, la vaniglia e la Stevia.

Versate il composto in modo omogeneo in uno stampo per cubetti di ghiaccio.

Congelate il tutto per almeno 1 ora, preferibilmente durante la notte.

Informazioni nutrizionali per porzione: 73 calorie; 7,8 g grassi; 1 g carboidrati; 0,5 g fibra; 0.6 g proteine; rapporto 4: 1.

Palline di mandorle alla cannella
Tempo totale: 15 minuti
Tempo di cottura: 5 minuti
Porzioni: 12

Ingredienti:
- 1 cucchiaino di cannella
- 3 cucchiai di eritritolo
- 250 gr di farina di mandorle
- 200 gr di burro di arachidi
- un pizzico di sale

Preparazione
Impasta tutti gli ingredienti in una ciotola e amalgama bene.

Coprire e mettere la ciotola in frigorifero per 30 minuti.

Servite le palline dentro una ciotolina.

Informazioni nutrizionali per porzione: Calorie 160; Grassi 12 g; Carboidrati 5 g; Zuccheri 1 g; Proteine 6 g.

Ghiaccioli cremosi
Tempo totale: 4 ore e 8 minuti
Tempo di cottura: 8 minuti
Porzioni: 6

Ingredienti:
- 1 lattina di latte di cocco intero
- 1 cucchiaino di eritritolo
- 28 g di cioccolato fondente al 100% non zuccherato
- Stampo per ghiaccioli
- Pizzico di sale
- 4 cucchiai di cacao in polvere

Guarnire con (se desiderato)
- mandorle, affettate
- Semi di canapa
- bacche di Goji
- Bacche liofilizzate
- Semi di cacao
- polline d'api
- Semi di chia

Preparazione
In una padella, a fuoco medio, aggiungere il sale, il dolcificante, cioccolato, il latte di cocco e il cacao in polvere.
Cuocere mescolando lentamente fino a far scogliere e amalgamare gli ingredienti.
Mettere da parte fino al completo raffreddamento, poi versare la miscela in 6 stampini per ghiaccioli.
Lasciar congelare fino a quando non si solidifica (almeno 3/4 ore).
Gusta da solo o con le tue guarnizioni preferite.

Informazioni nutrizionali per porzione: 194 calorie;8 g grasso;28 g carboidrati; 3 g proteine.

Tartufi di biscotto
Tempo totale: 1 ora e 20 minuti
Tempo di cottura: 5 minuti
Porzioni: 16

Ingredienti
Tartufi
- 1/4 cucchiaino di sale
- 50 grammi di cioccolato fondente, tritato
- 1/4 di tazza di Swerve o eritritolo
- 1/2 tazza di farina di cocco
- 1 tazza di burro di mandorle
- 1/2 tazza di noci pecan tritate

- 1 cucchiaino di vaniglia in polvere o cannella

Glassa con
- 30 ml di olio di cocco o burro di cacao
- 55 grammi di cioccolato fondente

Preparazione

In una terrina, aggiungi il cioccolato fondente tritato, la vaniglia in polvere, il sale, le noci pecan, il dolcificante e il burro di mandorle.

Mescola lentamente, aggiungendo la farina di cocco poco alla volta, continuando ad amalgamare fino ad ottenere un composto omogeneo.

Metti l'impasto a raffreddare in frigorifero per almeno un'ora, iniziando a preparare una teglia coperta di carta da cucina.

Manipolando l'impasto, crea 16 palline e trasferiscile sulla teglia, mettendo a congelare in freezer per un paio d'ore.

Utilizzando la cottura a bagnomaria, sciogli il cioccolato fondente e il burro di cacao in una ciotola di vetro, mescolando fino a ottenere una miscela liscia.

Togli poi dal fuoco e lascia riposare fino a raffreddamento.

Prendi le palline e immergile nel cioccolato fuso, coprendole completamente.

Aiutati con un bastoncino di legno o una forchetta per l'operazione.

Lascia riposare in frigorifero per circa 15 minuti prima di servire. Conserva fino a 1 settimana in frigo e 90 giorni previo congelamento.

Informazioni nutrizionali per porzione: 200 calorie; 3,4 g carboidrati; 5 g proteine; 16,2 g grassi.

Semifreddo tricolore
Tempo totale: 10 minuti
Tempo di cottura: 5 minuti
Porzioni: 4

Ingredienti
Strato rosso
- 1/3 di tazza d'acqua
- 1-2 cucchiai di Swerve o Eritrolo (in alternativa 15-20 gocce di stevia)
- 1 + 1/2 tazza di fragole fresche
- 1 cucchiaio di semi di chia

Strato blu
- 3/4 di tazza di mirtilli o more

Strato bianco

- 3/4 tazza di crema al cocco
- 1-2 cucchiaini di estratto di vaniglia senza zucchero
- 1/2 tazza di latte di cocco liquido
- 15-20 gocce di stevia liquida (in alternativa 2 cucchiai di Swerve o eritritolo in polvere)

Preparazione
Aggiungi le fragole, il dolcificante e 1/4 di tazza d'acqua in un frullatore ad alta velocità o in un robot da cucina, frullando fino a ottenere un composto liscio.
Aggiungi l'acqua rimanente e i semi di chia, mescolando e poi trasferendo il tutto in una casseruola.
Riscalda a fuoco basso per qualche minuto, mescolando di tanto in tanto se necessario.
Trasferisci il composto di fragole in 4 bicchieri e mettilo in frigorifero per 1 ora finché non si solidifica.
Aggiungi la crema di cocco, la vaniglia, il latte di cocco e il dolcificante in una ciotola.
Utilizza un frullatore ad immersione, lavorando la miscela fino a renderla ariosa e liscia.
Raccogli e distribuisci la stessa quantità di strato bianco nei 4 bicchieri già riempiti con lo strato di fragole.
Utilizzare mirtilli freschi come topping.
Mangia immediatamente oppure conserva in frigorifero per 3 giorni.

Informazioni nutrizionali per porzione: 244 calorie; 8,9 g carboidrati; 3,7 g proteine 22 g grassi.

Barrette al cocco e mirtilli rossi
Tempo totale: 1 ora e 10 minuti
Tempo di cottura: 0 minuti
Porzioni: 12

Ingredienti:
- 1/3 di tazza di mirtilli rossi
- 1 ½ tazza di fiocchi di cocco, non zuccherati
- 1/2 tazza di burro, sciolto
- 1/2 cucchiaino di Stevia liquida

Preparazione
Mescola tutti gli ingredienti nel tuo robot da cucina finché non sono ben combinati.

Premere la pastella in una teglia. Mettete in frigorifero per 1 ora.
Tagliare a barrette e servire ben freddo.

Informazioni nutrizionali per porzione: 107 calorie; 11,1 g di grassi; 2,5 g di carboidrati; 0,9 g di fibra; 0,4 g di proteine; 1,4 g di zuccheri 107 calorie.

Meringhe al Limone

Tempo totale: 1 e 30 minuti
Tempo di cottura: 60 minuti
Porzioni: 4

Ingredienti:
* 4 albumi d'uovo grandi
* Pizzico di sale
* Estratto liquido di stevia, quanto basta
* 1 cucchiaino di estratto di limone

Preparazione
Preriscaldare il forno a 120 ° e rivestire una teglia con carta da forno.
Montare gli albumi in una ciotola fino a formare picchi morbidi.
Aggiungere il sale e la stevia, quindi sbattere fino a formare picchi consistenti.
Aggiungere l'estratto di limone, quindi versarne un cucchiaio in una sac à poche asca da pasticcere.
Spremere il composto sulla teglia a piccoli giri sovrapposti.
Cuocere per 50-60 minuti finché non si asciugano, quindi aprire la porta del forno e lasciar raffreddare 20 minuti.

Informazioni nutrizionali per porzione: 10 calorie, 0 g di grassi, 2 g di proteine, 0 g di fibre, 0 g di carboidrati.

Torta di zucca al cioccolato

Tempo totale: 10 ore
Tempo di cottura: 15 minuti
Porzioni: 18

Ingredienti:
* 1/2 tazza di burro di cocco
* 2 cucchiai di Swerve o Eritritolo
* 1/4 di tazza di olio di cocco
* 2 cucchiaini di spezie di zucca
* 2 cucchiai di olio di cocco

- 1/2 tazza di purea di zucca, non zuccherata
- 100 g di cioccolato fondente extra

Preparazione
Cuoci a bagnomaria l'olio di cocco e il cioccolato fino a farlo scogliere completamente, mescolando con cura.
Metti il composto di cioccolato a raffreddare nel frigorifero per almeno dieci minuti, nel frattempo preparare una tortiera non troppo grande e rivestila di carta da cucina.
Utilizzando sempre la cottura a bagnomaria, aggiungi alla padella le spezie di zucca, il dolcificante, il burro di cacao e la purea di zucca.
Quando gli ingredienti sono ben amalgamati togli dal fuoco e lascia raffreddare almeno per 30 minuti.
Usando le mani, lavora il composto di zucca rimuovendone una piccola parte, e stendilo all'interno della tortiera, facendo aderire per bene ai bordi.
Congela per 45 minuti, fino ad ottenere una consistenza abbastanza solida.
Unisci il composto di zucca rimanente al cioccolato, mescolando con cura.
Versa il contenuto nella tortiera e metti in frigorifero a solidificare per almeno 7/8 ore.
Servi e gusta con un pò di panna montata vegana, se lo desideri. Puoi conservare la torta per una settimana in frigorifero, oppure congelare fino a 45 giorni.

Informazioni nutrizionali per porzione: 242 calorie; 19 g grasso; 12 g carboidrati; 8 g proteine.

Chips di funghi
Tempo totale: 1 ora
Tempo di cottura: 60 minuti
Porzioni: 4

Ingredienti:
- 4 cucchiai di olio di cocco
- 1/2 cucchiaino di sale rosa dell'Himalaya
- Un pizzico di pepe nero appena macinato
- 600g di funghi Champignon (cappello tagliato a fette)

Preparazione
Riscalda il forno a 150°, preparando una teglia foderata di carta forno.
Aggiungi le fette di funghi alla teglia, cospargendoli con olio di cocco e spolverando sale e pepe a piacere.

Se lo desideri, aggiungi aglio o peperoncino in polvere per rendere il gusto più piccante.

Inforna per 45-60 minuti, spostando la teglia più volte per garantire una cottura uniforme.

Quando i funghi ottengono un colore dorato e una consistenza croccante sono pronti.

Lascia raffreddare le patatine prima di servire, accompagnando con le tue salse preferite.

Informazioni nutrizionali per porzione: 113 calorie; 11,7 g grassi; 0,4 g carboidrati; 1,5 g proteine

Chips di zucchine piccanti
Tempo totale: 1 ora
Tempo di cottura: 60 minuti
Porzioni: 4

Ingredienti
- 1/2 cucchiaino di sale
- 1 lime, spremuto
- 1 cucchiaio di olio di cocco o olio d'oliva
- 1 cucchiaio di scorza di lime fresca
- 2 zucchine, medie o 4 zucchine baby (tagliate a fette)
- 1/2 cucchiaino di peperoncino in polvere

Prparazione
Preriscaldare il forno a 115°, preparando una teglia coperta con carta da forno.

In una piccola ciotola aggiungi il peperoncino, la scorza di lime e il succo di lime, mescolando fino ad ottenere un composto omogeneo.

Immergi velocemente le fette di zucchine nel composto, poi disponile sulla teglia. Coprire con olio di cocco e salare a piacere.

Inforna e lascia cuocere per 45-60 minuti, fino ad ottenere un colore dorato e una consistenza croccante.

Informazioni nutrizionali per porzione: 54 calorie; 3,2 g carboidrati; 1,4 g proteine; 3,8 g grassi.

Chips di melanzane aglio e rosmarino
Tempo totale: 40 minuti
Tempo di cottura: 30 minuti

Porzioni: 4

Ingredienti:
* 1 spicchio d'aglio (schiacciato)
* 2 melanzane, media grandezza (tagliate in fette)
* Sale, se necessario
* 1 cucchiaio di rosmarino
* 3 cucchiai di olio d'oliva o burro vegano fuso

Preparazione
Prepara una teglia rivestita con carta forno e adagia sopra le fette di melanzane.
Sala a piacere e lascia riposare per un ora, iniziando a riscaldare il forno a 180°.
Pulisci l'umidità in eccesso fioriuscita dalle melanzane con un panno assorbente.
In una piccola terrina combinare l'aglio schiacciato, l'olio e il rosmarino, mescolando accuratamente.
Cospargere le melanzane con il composto ottenuto, salando ancora se lo si desidera. Infornare e cuocere fino a doratura (circa 25-30 minuti).

Informazioni nutrizionali per porzione: 135 calorie; 3,9 g carboidrati; 1,3 g proteine; 11,5 g grassi.

Olive al forno
Tempo totale: 10 minuti
Tempo di cottura: 10 minuti
Porzioni: 8

Ingredienti:
* 1 tazza di olive verdi ripiene {ripieno di peperone, mandorle o aglio}
* 1 tazza di olive Kalamata, snocciolate
* 1/4 tazza di olio d'oliva
* 8-10 spicchi d'aglio interi sbucciati
* 1 tazza di olive nere, snocciolate
* 1 cucchiaio di erbe di Provenza
Ingredienti aggiuntivi
* 1 cucchiaino di scorza di limone grattugiata fresca
* 1/4 cucchiaino di pepe nero appena macinato
* Rametti di timo e / o rametti di rosmarino fresco

Preparazione
Preriscalda il forno a 210°.
Trasferisci le olive scolate su una teglia coperta con carta da forno, condendole con le erbe di Provenza, l'olio d'oliva e l'aglio.
Mescola per far insaporire bene le olive, poi infornare.
Lascia cuocere per circa dieci minuti, mescolando di tanto in tanto.
Le olive sono pronte quando iniziano a sfrigolare e l'aglio è leggermente dorato.
Metti a raffreddare per qualche minuto, traferire poi in una ciotola e aggiungere il pepe macinato fresco e la scorza di limone grattugiata.
Mescola fino a quando il tutto non si sarà ben amalgamato.
Condisci con i rametti di timo o rosmarino.

Informazioni nutrizionali per porzione: 71 calorie; 7 g grassi; 3 g carboidrati; 1 g proteine.

Spuntini Di Insalata Caprese
Tempo totale: 5 minuti
Tempo di cottura: 0 minuti
Porzioni: 2

Ingredienti:
*   12 pomodorini, tagliati a metà
*   12 bocconcini (palline di mozzarella) o 12 (30gr ciascuno) cubetti di mozzarella
*   12 foglie di basilico fresco
*   2 cucchiai di olio d'oliva
*   1 cucchiaio di aceto balsamico
*   1/4 cucchiaino di sale
*   1/8 cucchiaino di pepe nero appena macinato

Preparazione
Utilizzate uno stuzzicadenti, infilzate mezzo pomodoro e aggiungere un bocconcino di mozzarella.
Coprite il formaggio con una foglia di basilico e poi con la seconda metà del pomodoro.
Ripetete il processo con gli altri stuzzicadenti rimasti.
Disponete gli spiedini su un piatto. Condite con olio d'oliva, aceto balsamico, sale e pepe.
Servite subito o mettete in frigo per un massimo di 24 ore.

Informazioni nutrizionali per porzione: 287 calorie; 19,4 g grasso; 8.3 g carboidrati; 3 g fibra; 16,4 g proteine; 3: 1 rapporto.
PER PORZIONE (2 INSALATE BITCHES)

Amaretto Al Cioccolato
Tempo totale: 30 minuti
Tempo di cottura: 20 minuti
Porzioni: 20

Ingredienti:
- 1 cucchiaino di vaniglia
- 100 ml di olio di cocco
- 2 uova
- 75 gr di cocco senza zucchero, grattugiato
- 70 gr di eritritolo
- 2 gr di lievito in polvere
- 50 gr di cacao amaro in polvere
- 50 gr di farina di cocco
- 200 gr di farina di mandorle
- un pizzico di sale

Preparazione
Impastate bene tutti gli ingredienti in una ciotola e mescola fino a quando non saranno ben amalgamati.
Prepara delle palline dal composto e mettile su una teglia rivestita con carta forno.
Cuocere in forno a 180°C per 15-20 minuti.
Prima di servire fateli raffreddare.

Informazioni nutrizionali per porzione: 80 calorie; 7 g grassi; 6,5 g carboidrati; 0,5 g zuccheri; 2,3 g proteine.

Macedonia
Tempo totale: 5 minuti
Tempo di cottura: 0 minuti
Porzioni: 2

Ingredienti:
- 5 gr di eritritolo (facoltativo)
- 1 cucchiaio di succo di limone
- 1 foglia di salvia, tritata

- 1 cucchiaio di mirtilli
- 50 gr di fragole a fette
- 100 gr di lamponi
- 100 gr di more

Preparazione:
Dopo aver lavato e asciugato la frutta tagliala in piccole pezzi dentro un contenitore capiente, (se si vuole aggiungere il dolcificante) il succo di limone e mescola bene.
Servire subito.

Informazioni nutrizionali per porzione: 40 calorie; 0,5 g grassi, 11 g carbooidrati; 7 g zucchero; 1 g proteine.

Frullato di banana e burro di arachidi al cioccolato

Tempo totale: 5 minuti
Tempo di cottura: 0 minuti
Porzioni:1
Ingredienti:
- 1 tazza di cubetti di ghiaccio
- 3 cucchiai di cioccolato proteico in polvere non zuccherato
- 1 cucchiaio di burro di arachidi non zuccherato
- 1 cucchiaio di olio di cocco
- 1 1⁄2 cucchiaino di cacao in polvere
- 1 tazza di latte di mandorle non zuccherato
- 1/4 tazza di panna montata
- 1 cucchiaino di estratto di banana
- 1⁄2 cucchiaino di puro estratto di vaniglia

Preparazione
Mettete ½ tazza di ghiaccio in un frullatore.
Aggiungete le proteine in polvere, il burro di arachidi e l'olio di cocco. Frullate il tutto per bene.
Aggiungete il cacao in polvere, il latte di mandorle, la panna montata, l'estratto di banana, la vaniglia e la restante ½ tazza di cubetti di ghiaccio.
Mescolate per 1 minuto o fino ad ottenere un composto omogeneo e servire.

Informazioni nutrizionali per porzione: 473 calorie; 45,5 g grasso; 10,8 g carboidrati; 3,7 g fibra; rapporto 4: 1

Frullato di avocado e cocco

Tempo totale: 5 minuti

Tempo di cottura: 0 minuti
Porzioni: 1

Ingredienti:
- 1 tazza di cubetti di ghiaccio
- 1 avocado, sbucciato e senza seme
- 1 tazza di latte di cocco intero non zuccherato
- 1 cucchiaio di olio di cocco
- 1 cucchiaio di fiocchi di cocco non zuccherati

Preparazione
Mettete ½ tazza di cubetti di ghiaccio in un frullatore.
Aggiungete l'avocado, il latte di cocco e l'olio di cocco e frullate bene il tutto.
Aggiungete la rimanente ½ tazza di cubetti di ghiaccio e le scaglie di cocco.
Mescolate per 1 minuto fino a che non è tutto amalgamato bene e servire.

Informazioni nutrizionali per porzione: 512 calorie; 51,3 g grasso; 13 g carboidrati; 7 g fibra; 4 g proteine; 4:1 rapporto

Capitolo 6
Come comportarsi quando si mangia fuori

La chetosi come abbiamo già detto, è una conseguenza del digiuno o nel caso della dieta chetogenica dell'eliminazione dei carboidrati e quindi degli zuccheri dall'alimentazione, inducendo l'organismo a bruciare le scorte di grasso per trarre energia.

Lo stato di chetosi si verifica dopo 2-3 giorni a un massimo di 2 settimane, è un procedimento lento e bisogna seguire con attenzione un'alimentazione ricca di grassi e proteine, basta mangiare una caramella o un cracker per uscire dallo stato di chetosi.

Detto ciò, la domanda viene spontanea: se vado a mangiare fuori cosa devo fare?

Tutti hanno una vita sociale, sono invitate a feste, eventi, compleanni cene a casa di amici, cene di lavoro o semplicemente si ha voglia di mangiare qualcosa di sfizioso ogni tanto.

Ma non si deve pensare di rinunciare alla vita sociale solo perché si sta seguendo una dieta chetogenica.

Per chi segue una dieta keto fare uno sgarro e concedersi un momento di capriccio, però, equivale ad uscire dallo stato di chetosi e tornare allo stato normale ristabilendo i livelli di glucosio nel sangue.

Ci sono delle alternative per evitare di mangiare carboidrati.

Un'alternativa potrebbe essere quella di cucinare a casa qualcosa e portarla alla festa, quando si partecipa a eventi particolari o cene a casa di amici, in modo da non dover mangiare cibi proibiti dalla dieta chetogenica.

Oppure possiamo cenare prima a casa in modo da essere sazi e quindi si evita di mangiare e cadere in tentazione.

È fondamentale non scoraggiarsi o farsi convincere da amici e parenti, che spesso non capiscono che anche un semplice morso può vanificare i sacrifici di settimane di dieta, quindi se si partecipa a cena tra amici o parenti, si può cercare di mangiare della frutta secca che può riempire lo stomaco, insalate e se è previsto dal menù optare per un alimento ricco di proteine come la carne o il pesce, magari chiedendo di cucinarlo in padella.

Fortunatamente ci sono tanti locali che sono attrezzati e cucinano molti pasti keto, potrete ordinare una bistecca, carne ai ferri o del pesce, bisognerà avere delle piccole accortezze come quella di evitare i condimenti e le salse che contengono amidi o zuccheri aggiunti come il ketchup, evitare la farina o il pan grattato per impanare la carne e sostituire il contorno di patate con delle verdure grigliate.

Possiamo ordinare dei tagli di formaggi e affettati, magari chiedendo e facendo una selezione dei formaggi e dei salumi che il locale dispone.

Tutti i locali propongono le loro insalate miste, spesso contengono già uova, tonno, gamberi, salumi o pollo basta leggere con attenzione tutti gli ingredienti nel menù ed evitare il mais, le olive e i crostini, in ogni caso possiamo ordinare una bella insalata personalizzandola chiedendo di aggiungere gli ingredienti che preferiamo.

Nei fast food o se si è invitati ad un barbecue a casa di amici, basterà evitare le salse ed il pane dell'hamburger e mangiare solo la carne.

Si può andare a mangiare anche al ristorante cinese, ordinando zuppe, pesce, uova e cibi saltati in padella e salati pur facendo attenzione ad evitare cibi che contengono carboidrati e zuccheri.

Anche le vacanze non sono così dure, basterà scegliere un alloggio che permetta di cucinare in libertà per non dipendere dalla cucina esterna. In questo modo si potrà cucinare come a casa se non si vuole mangiare o preparare in anticipo i pasti per una gita organizzata.

Mangiare fuori con gli amici per chi segue una dieta keto non è così difficile come sembra, basterà evitare le pizzerie o le paninerie dove non hanno alternative, persino i fast food oltre agli hamburger propongono insalate da personalizzare.

Errori comuni

La dieta chetogenica è uno dei metodi più conosciuti per perdere peso, ma molti per ingenuità e inesperienza, commettono facilmente errori.

● Il primo errore che si fa comunemente è quello di essere convinti che la dieta chetogenica possa essere seguita senza l'ausilio di un dietologo o nutrizionista.
Questo è l'errore più grave che si possa fare perché il fai da te non può essere consentito, bisogna rivolgersi a un professionista che sarà in grado di consigliarvi i giusti alimenti per il nostro organismo calcolando con esattezza calorie e quantità di alimenti.

● Se il primo errore è quello di non fare la dieta da soli ma di farsi seguire da un professionista, il secondo errore è quello di non andare periodicamente alle visite di controllo.
Solo in questo modo possiamo capire se stiamo beneficiando degli effetti della dieta chetogenica, se stiamo sbagliando qualcosa o non assumiamo le giuste quantità di cibo.

● Non bere abbastanza è uno sbaglio molto comune.
Quando si segue una dieta chetogenica è importante bere almeno 2 litri d'acqua al giorno per tenersi idratati, in quanto la diminuzione dei carboidrati causa una riduzione dell'acqua corporea.

● Abbandonare la dieta dopo pochi giorni è un errore che si fa spesso, nonostante si mangi molto, all'inizio l'organismo si deve adattare alla nuova condizione alimentare a cui è sottoposto, ma prima di adattarsi si può avvertire un senso di stanchezza.

● Essere preoccupati per l'eccessivo consumo di grassi che la dieta comporta è importante per seguire e vivere al meglio la dieta chetogenica.
Il consumo eccessivo di grassi può farci pensare che possiamo aumentare i livelli di colesterolo, i rischi di problemi cardiaci e ingrassare ancora di più.
Ma l'ormone principale che porta il corpo ad ingrassare è l'insulina che è prodotto dai carboidrati ingeriti, oltretutto la maggior parte dei grassi che consumiamo sono i cosiddetti grassi buoni.
Bisogna privilegiare i cibi che contengono gli acidi grassi come gli Omega3 e, pur essendo consentiti dalla dieta, limitare i grassi saturi che si trovano nei prodotti a base di latte intero e carne grassa.

● Rifacendoci al punto precedente, un altro degli errori più comuni è quello di consumare i grassi sbagliati.

Abbiamo detto che la dieta chetogenica si basa sulla riduzione dei carboidrati e il consumo dei grassi buoni, l'Omega3 contenuti nel salmone e l'avocado piuttosto che gli oli vegetali e i grassi trans, ovvero quelli che vengono sottoposti ad idrogenazione per assumere le caratteristiche dei grassi buoni, come l'olio di colza e la margarina.

● Non leggere le etichette per verificare gli ingredienti contenuti nei cibi è uno degli sbagli più diffusi, invece è fondamentale conoscere gli ingredienti dei cibi che acquistiamo per verificare se siano contenuti carboidrati o zuccheri nascosti.

● Non integrare la giusta quantità di minerali, riducendo il consumo di molti alimenti potrebbe comportare una carenza di sali minerali, ecco perché bisogna mangiare più cibi contenenti sodio, potassio e magnesio come l'avocado, ma se questo non fosse sufficiente si può ricorrere agli integratori.

● Assumere più proteine del dovuto, è un errore che può causare un aumento glicemico nell'organismo, in quanto le proteine vengono trasformate in glucosio, aumentando i livelli di zucchero nel sangue causando l'uscita dallo stato di chetosi.

● Quando inizia una dieta si tende a parlare e a condividere l'esperienza e i risultati raggiunti con altre persone confrontandosi con loro.

Altro errore da evitare: la dieta è un regime alimentare personale, è pensato per il proprio organismo e quindi non tutti raggiungeranno gli stessi risultati e negli stessi tempi.

● Dormire abbastanza è importante per non accusare, durante la giornata, la stanchezza di una notte passata in bianco.

La mancanza di sonno può influire sui risultati della dieta non consentendo la perdita di peso.

La stanchezza causata dalla perdita di sonno, infatti, può indurre a consumare cibi errati per ristabilire le energie.

Nonostante la dieta chetogenica sia facile da seguire, se non si sta attenti, incorrere in banali errori e vanificare tutti i risultati raggiunti è un attimo.

È sempre buona regola fare attenzione ai cibi che si acquistano, controllare le calorie e pianificare i pasti con l'aiuto di un dietologo.

Come avere successo

Non perdete di vista l'obiettivo!
Essere a dieta può essere difficile.
Nessuno vuole aggiungere un'altra dieta alla lunga lista di quelle precedenti che non hanno mai funzionato.
Per questo motivo è necessario fare affidamento su qualcosa in più della propria motivazione per riuscire a mantenere il focus.

Per avere successo, è necessario innanzitutto avere un approccio positivo, quindi ecco alcuni consigli per iniziare al meglio il vostro percorso chetogenico.
Dovete procurarvi un diario o un'applicazione che vi aiuti a contare i carboidrati e gli altri macronutrienti.
Questo è vitale per il successo della dieta, poiché dovete imparare a capire e conteggiare i macros e le quantità corrette di tutto ciò di cui vi nutrite.
Avrete più probabilità di avere successo se capirete esattamente di cosa e come vi state nutrendo, e un diario con i vostri appunti può aiutarvi a raggiungere questo obiettivo.

Riorganizzate la cucina.
Togliete tutti i cibi ad alto contenuto di carboidrati o troppo elaborati.
Non dovreste mangiarli durante la dieta chetogenica - donate il cibo e ripromettetevi di non riacquistarlo.
Ricordate che anche i cereali integrali sono carboidrati complessi e anche loro non devono essere acquistati!
La parte divertente è che è comunque possibile rifornire la cucina! Una volta che tutto - e intendo dire TUTTO - il vostro cibo ad alto contenuto di carboidrati sarà fuori da quella dispensa, rifornitela di prodotti alimentari a basso contenuto di carboidrati.
Averli a portata di mano vi renderà dieci volte più facile cucinare a casa e attenervi al vostro piano. Inoltre, se il cibo non si trova a portata di mano, avrete meno scuse per interrompere la vostra dieta.
Poiché la dieta chetogenica non è una dieta specifica, è possibile assumere un'ampia varietà di alimenti.
L'unico aspetto importante è che non si tratti di alimenti lavorati. Continuate a consumare cibi sani e integrali, e siate pronti a usare la vostra cucina molto più spesso.
La dieta chetogenica comporta un cambiamento di stile di vita genuinamente sano che vi farà sentire meglio sia internamente che esternamente.
Pianificate i vostri pasti.

Sia che prepariate i pasti con una settimana di anticipo, sia che abbiate programmato giornalmente ogni pasto che cucinerete, attenetevi alla pianificazione fatta.

Continuate a bere acqua! Rimanere idratati durante la dieta chetogenica è importante perché il vostro corpo eliminerà tutta l'acqua in eccesso che non viene utilizzata dai carboidrati.

Uscire con gli amici a pranzo o a cena? Pianificate in anticipo cosa mangiare, come abbiamo già detto, non cadete nelle vecchie tentazioni che potrebbero farvi uscire dallo stato di chetosi.

Assicuratevi che i ristoranti in cui andrete abbiano appetitose insalate.

E per quelle situazioni in cui qualcuno potrebbe offrirvi dei dolci o un cupcake, imparate a rifiutare educatamente l'offerta, in modo da non sentirvi tentati di uscire dallo schema chetogenico.

Seguire alcuni di questi consigli vi aiuterà a restare determinati nel portare a termine il vostro piano chetogenico. Siate preparati.

La dieta chetogenica richiede il vostro impegno e la vostra partecipazione attiva.

Consigli e trucchi per controllare la fame

Anche se lo stato metabolico della chetosi ha dimostrato di avere come beneficio la riduzione dell'appetito, nelle fasi iniziali della dieta è possibile lottare ancora con continui stimoli della fame.

Questi sono estremamente comuni e prevedibili - soprattutto se si fa uno spuntino prima di iniziare la dieta.

Ci sono molti modi per controllare la fame: innanzitutto, convincetevi che potete davvero essere più forte della voce dentro la vostra testa che vi dice di mangiare l'ultimo pezzo di torta al cioccolato. Non fatelo!

Assicuratevi di mangiare abbastanza proteine.

Quando assumete abbastanza proteine nella vostra dieta, non sentirete il bisogno di mangiare fuori pasto, in quanto le proteine favoriscono la sensazione di sazietà.

Anche una dieta ricca di fibre aiuterà a prevenire la fame, poiché le fibre rilasceranno gli ormoni che stimoleranno il senso di sazietà.

I cibi solidi vi faranno sentire più sazi di un pasto liquido.

Quindi, la prossima volta che avrete una giornata impegnativa, potete mangiare a una colazione con uova e pancetta oltre al solito frullato di fragole!

Il caffè decaffeinato può aiutare a ridurre l'appetito.

Studi hanno infatti dimostrato che il caffè decaffeinato può reprimere il desiderio di cibo fino a tre ore dopo il consumo.

E dato che il caffè decaffeinato è nella lista approvata delle bevande chetogeniche, bevetelo pure!

Bevete prima dei pasti.

In questo modo mangerete meno e vi sentirete più sazi per un periodo di tempo più lungo.

Quando si beve acqua a sufficienza, lo stomaco segnalerà al cervello che siete sazi. In un certo senso, state ingannando il vostro cervello facendogli credere di aver ricevuto il cibo che chiede.

Cambiate i piatti su cui mangiate.

Se mangiate da piatti più piccoli, vi sentirete pieni come se il vostro piatto e la vostra porzione fossero normali.

In questo modo, non vi sentirete privati del cibo.

Dormite bene! Più vi sentite riposati, meno desiderio di cibo fuori pasto avrete.

Vi sembra strano? Alcuni studi hanno dimostrato che una persona riposata raggiunge un livello di sazietà più elevato dopo aver mangiato la stessa colazione rispetto a una persona che non ha dormito bene.

Se vi trovate in un ambiente stressante, cercate di trovare un modo per ridurre o eliminare lo stress.

Lo stress è direttamente correlato alla necessità di mangiare più cibo, perché può essere usato come un meccanismo di gestione dell'ansia. Provate ad esempio ad usare una pallina antistress se non riuscite a ridurre lo stress nel vostro ambiente, o a fare lunghe respirazioni profonde.

Capitolo 7
Ora muoviti!

Hai mai pensato a quanto tempo durante l'arco di una giornata rimani seduto e di quanto questa comoda abitudine possa incidere sulla tua salute?

Come indicato dal Sedentary Behaviour Research Network, si definisce condotta stazionaria ogni volta che un individuo è seduto o a riposo (ad esempio, fissando la TV, usando il PC, guidando un veicolo, ect). Un'aggregazione di comportamenti stazionari nell'arco della giornata, per sei ore o più, e il mancato rispetto delle regole di movimento fisico suggerite, può indurre uno stile di vita inattivo.

Dalla preistoria fino al dopoguerra, l'uomo si è evoluto nel contesto di un costante livello di sforzo fisico, spesso dettato da lavori "di fatica" e dal procurarsi cibo con ogni mezzo, dalla caccia all'agricoltura, vivendo spesso periodi di digiuno o in cui comunque era costretto a mangiare meno e razionare le provviste.

Oggi l'uomo moderno vive, nella maggior parte dei casi, in una condizione opposta, in cui vige la condizione di scarso movimento e una costante ed eccessiva assunzione di cibo.

Una vera e propria involuzione che ha portato l'essere umano ad una predisposizione maggiore a diverse patologie.

Molte delle malattie di quest'ultimo secolo sono direttamente o indirettamente favorite dal ridotto livello di attività fisica: obesità, ipertensione, tumori, infarto, diabete, ictus, e perfino malattie neurodegenerative come Parkinson e Alzheimer sono favorite da uno stile di vita sedentario e contrastate da un regolare piano di attività fisica.

La nostra macchina perfetta, creata per il movimento, subisce così un indebolimento da regressione motoria, con progressiva perdita di capacità funzionali, non solo relativa alla perdita della normale mobilità muscolo scheletrica, ma a danno anche degli organi interni come vasi sanguigni, cuore, polmoni, nervi e produzione di ormoni e neurotrasmettitori.

Può sembrarti paradossale, ma hai notato che spesso le persone perennemente stanche sono quelle sedentarie? La ragione è semplice: lo sportivo sta fornendo al corpo ciò di cui ha bisogno per stare bene.

Il movimento fisico regolare ristabilisce la corretta produzione di neurotrasmettitori che sono le sostanze responsabili del nostro benessere psico-emotivo.

I principali neurotrasmettitori e neuro-ormoni sono responsabili di diversi effetti:

Endorfine: calma e serenità.

Serotonina: buon umore e felicità.

Ossitocina: fiducia e ottimismo.

Dopamina: gratificazione.

L'esercizio fisico regolare è un mezzo potentissimo per ristabilire un corretto tono muscolare, prevenire patologie degenerative e processore inoltre del buon umore di un individuo che sarà soggetto a più entusiasmo nei confronti della vita, merito di un giusto equilibrio ormonale.

Chiaro è che l'attività sportiva non rappresenta la panacea contro ogni male, e nemmeno una sostituzione a terapie farmacologiche prescritte dal medico curante, che dovrà comunque darvi il benestare per poter svolgere qualsivoglia sport.

Un'attività fisica regolare ed adeguata sarà un alleato potente capace di rendere la vita più divertente e intensa.

Mentre agli sportivi saltare l'allenamento crea più fastidio e frustrazione che affrontare lo sforzo, i pigri vedono il movimento come un'enorme fatica e quindi tendono ad evitarlo.

Cosa fa la differenza? Nasciamo o diventiamo così?

Al di là di alcune predisposizioni genetiche di base, le abitudini della famiglia in cui cresciamo e successivamente quelle che adottiamo da adolescenti e da adulti fanno una grande differenza. In qualche modo è come se i pigri avessero allenato per anni la pigrizia, e di conseguenza è per loro naturale privarsi del movimento nella loro vita. Un famoso detto cita: "Chi nasce tondo non può morire quadrato". In questo caso mi sento di contestare questa tesi. Le neuroscienze ci insegnano che il cervello è plastico, ovvero si adatta e cambia in funzione degli stimoli a cui lo esponiamo. Quindi puoi cambiare le tue abitudini!

Cambiare stile di vita è possibile nell'alimentazione come nell'attività motoria e così per tutte le abitudini di cui vogliamo liberarci. Serve solo un piccolo aiuto per muovere i primi passi.

Workout principiante

Di seguito di propongo due tipi di allenamento che potrai fare in qualsiasi spazio e che ti permetteranno di lavorare per rinforzare i muscoli.
Un workout per principianti e uno per avanzati.
Troverai la spiegazione di tutti gli esercizi, ma ti invito a vedere e studiare dei video su internet per memorizzare e comprendere la giusta esecuzione di ogni movimento, qualora tu avessi dubbi, per evitare qualsiasi rischio o infortunio.
Se frequenti una palestra chiedi al tuo trainer di fiducia di mostrarti gli esercizi, in alternativa potrai contattarmi attraverso i social network.

WORKOUT UNO
Tra un esercizio e l'altro 10 secondi di riposo.
1) Corsa sul posto - 30 secondi.
2) Squat - 15 ripetizioni.
3) Jumping Jacks - 30 secondi.
4) Plank - 30 secondi.
5) Mountain Climber - 20/30 secondi.
6) Piegamenti sulle braccia in appoggio sulle ginocchia - 6/10 ripetizioni.
7) Crunch - 20 ripetizioni.
Dopo l'esercizio numero sette recupera 50 secondi e ripeti dal primo esercizio per tre volte l'intero circuito (prima e seconda settimana) o per cinque volte (terza e quarta settimana).

Workout avanzato

WORKOUT DUE

Tra un esercizio e l'altro 10 secondi di riposo.
1) Corsa sul posto - 40 secondi
2) Squat and press - 15 ripetizioni
3) Alzate laterali - 12 ripetizioni.
4) Jumping Jacks - 40 secondi.
5) Affondi inversi: 12 ripetizioni per gamba.
6) Mountain Climber - 30/40 secondi.
7) Plank - 40/60 secondi.
8) Piegamenti sulle braccia - 6/12 ripetizioni.
9) Crunch - 30 ripetizioni.
Dopo l'esercizio numero nove recupera 50 secondi e ripeti dal primo esercizio per tre volte l'intero circuito (prima e seconda settimana) o per cinque volte (terza e quarta settimana).

Esercizi

Corsa sul posto
Cardio - Quadricipiti - Polpacci
Eretto, rimani leggero sul posto, con le braccia lungo i fianchi.
Prova a correre senza spostarti dallo stesso punto.
Corri per il periodo di tempo consigliato.

Squat
Quadricipiti - Glutei
In posizione eretta, tieni le spalle basse e la schiena piatta.
Posiziona le punte dei piedi leggermente in fuori, con un'apertura più larga rispetto ai fianchi.
Le ginocchia seguiranno la direzione dei piedi.
Accucciati sotto il ginocchio e poggia la maggior parte del peso sui talloni.
Assicurati che la schiena rimanga piatta in basso e che le ginocchia passino sopra le dita dei piedi.
Premendo dai talloni e attivando i glutei, torna alla posizione di partenza.

Jumping Jacks
Cardio - Quadricipiti - Polpacci - Deltoidi
In posizione eretta, con i piedi uniti e le braccia lungo i fianchi.
Salta in aria.
Mentre salti, allarga le gambe alla larghezza delle spalle e fai oscillare le braccia sopra la testa.
Torna alla posizione di partenza. Questa è una ripetizione. Ripeti per il periodo di tempo consigliato.

Plank
Retto dell'addome - Addominali trasversali - Muscoli spinali - Glutei - Deltoidi
Metti le mani o i gomiti direttamente sotto le spalle.
Dalla testa ai talloni, mantieni una posizione isometrica, una linea del corpo dritta.
Contrai gli addominali come se dovessi ricevere un pugno sullo stomaco.
Contrai I glutei e la parte anteriore delle cosce.

Mountain Climber
Cardio - Addominali - Deltoidi
In posizione da plank con appoggio sulle mani, braccia ben distese.
Portare le ginocchia verso il petto una alla volta, come correre in posizione orizzontale.

Piegamenti sulle braccia
Petto - Tricipiti - Deltoidi
In posizione da plank, le mani leggermente più larghe delle spalle.
Contrai gli addominali.
Abbassa il corpo finché il petto non tocca quasi il pavimento.
NB: nella versione principianti l'appoggio non saranno i piedi sul pavimento ma le ginocchia.

Crunch
Retto dell'addome
È il classico esercizio di base!
Sdraiati sulla schiena con le ginocchia piegate, i piedi sul pavimento e le mani dietro la testa.
Solleva le scapole dal pavimento con un movimento controllato e regolare buttando aria.

Squat and press
Total Body
Equipaggiamento: Manubri
Posiziona i manubri all'altezza delle spalle, con i palmi rivolti verso le orecchie.
Accovacciati in squat, piegando le ginocchia finché le cosce non sono parallele al pavimento.
Mentre ti alzi, spingi il corpo in alto dallo squat e spingi i manubri sopra la testa.
I bicipiti dovrebbero essere vicino alle orecchie.
Abbassa i pesi all'altezza delle spalle e ripeti.

Affondi inversi
Quadricipiti - Glutei
Stai in piedi, con le mani sopra la testa.
Fai un passo indietro con il piede destro.
Abbassa i fianchi in modo che la coscia sinistra (gamba anteriore) diventi parallela al suolo con il ginocchio sinistro posizionato direttamente sopra la caviglia. Il ginocchio destro dovrebbe essere piegato in un angolo di 90 gradi e puntato verso il pavimento con il tallone destro sollevato.
Torna in piedi e fai un passo indietro con l'altra gamba.

Alzate laterali
Deltoidi
Equipaggiamento: Manubri
Stai con un manubrio in ogni mano sui lati.
Prepara gli addominali, tieni la schiena dritta, quindi solleva lentamente i pesi lateralmente fino a quando le braccia formano una "T" e sono parallele al pavimento, con il gomito leggermente piegato.
Abbassa le braccia e ripeti.

Conclusione

Come si è visto, i grassi alimentari portano all'accumulo di grasso corporeo in eccesso solamente nelle diete ipercaloriche ricche di carboidrati e non in quelle che privilegiano le proteine.

Se il corpo ne riceve più di quanti ne abbia effettivamente bisogno, i carboidrati in eccesso vengono immagazzinati sotto forma di riserve di grasso disponibili per eventuali momenti di necessità.

La dieta chetogenica si basa su un principio fondamentale: i carboidrati, soprattutto quelli semplici contenuti in prodotti a base di farina bianca e zucchero, vanno evitati.

Essi, infatti, fanno innalzare l'indice insulinico, impedendo al corpo di bruciare i grassi e favorendo quindi l'accumulo di energia sotto forma di grasso corporeo che spesso, purtroppo, si cronicizza diventando inutilizzabile per quei fini.

Infatti, con il passare degli anni questa caratteristica negativa dei carboidrati modifica i meccanismi di autoregolamentazione del metabolismo, risultando determinante per lo sviluppo di obesità e malattie come il diabete e le malattie cardiovascolari.

Seguire uno schema alimentare settimanale chetogenico significa mangiare proteine e grassi buoni derivanti da carne e pesce e privilegiare frutta non calorica e verdura, riducendo l'apporto di carboidrati contenuti in alimenti come il riso, la pasta, la pizza, le focacce, i legumi, le patate, lo zucchero, il miele, i dolci realizzati con la farina, le bevande zuccherate e gli alcolici in genere.

Bisogna ricordare, inoltre, di soddisfare ogni giorno il fabbisogno di proteine, che deve essere pari a circa 1-1,4 grammi per chilo di peso corporeo, e la cui assunzione dovrà essere distribuita durante tutta la giornata e non concentrata in un unico pasto.

Concludendo, una volta presa coscienza della validità, della bontà e dell'utilità della dieta chetogenica, una delle chiavi principali e decisive per il successo della dieta medesima è quella di poter disporre di un ampio ventaglio di ricette che si adattino ai principi della dieta medesima.

Infatti, come per ogni tipo di dieta, non si potrebbe ottenere alcun risultato apprezzabile essendo obbligati a mangiare sempre gli stessi cibi tutti i giorni. La varietà è fondamentale per garantire la sostenibilità della dieta chetogenica.

Per coloro che si avvicinano alla dieta chetogenica, questo primo blocco di ricette può consentire di organizzare una bozza di programma alimentare per i 28 giorni della fase di approccio all'esperienza di vita improntata alla dieta medesima.

Come utilizzare le varie ricette?

Nella fase di prova, strutturate il menù giornaliero e settimanale utilizzando le informazioni nutrizionali in modo che sia rispettato, ragionevolmente, il rapporto tra apporto di grassi, di proteine e di carboidrati come si è già detto circa 70% - 25% - 5%)
Se possibile evitate di autoflagellarvi con un regime troppo rigido e soprattutto evitate che sia monotono: la dieta chetogenica è una dieta amichevole!
Se, come crediamo, verrete stregati dalla bontà e dall'efficacia della dieta chetogenica e, pertanto, riterrete che possa fare parte integrante e continuativa del vostro nuovo stile di vita salutista, a questo punto sarà opportuno che vi facciate aiutare da uno specialista, che vi aiuterà ad una programmazione scientifica ed ordinata del vostro regime alimentare, disponendo anche una serie di controlli periodici per verificare l'efficacia e gli effetti della dieta: ricordate che ogni individuo è un unicum non replicabile e, pertanto, ha delle proprie caratteristiche metaboliche da rispettare.
Pensiamo di avere dimostrato come la natura propria della dieta chetogenica, la ricchezza degli ingredienti e la varietà delle pietanze, che con gli stessi si possono preparare, consenta di avere un regime alimentare realmente diversificato, che evita ogni problema di stanchezza mentale e motivazionale e, anzi, contribuisce a determinare un salutare e proficuo cambio del vostro sistema di vita.

Viviamo in un mondo frenetico e ricco di tentazioni.
Mia nonna diceva sempre: piacere a breve termine, dolore a lungo termine.
Spesso, ciò che procura piaceri immediati, nel lungo periodo provoca danni catastrofici.
Pensa al fumo, alla soddisfazione immediata che prova un fumatore, ma allo stesso tempo al rischio a cui si espone nel lungo periodo.
Lo stesso vale per il cibo.
Dolci, merendine, zuccheri e farine bianche in abbondanza ti allieteranno le papille gustative istantaneamente, ma con il tempo potrebbero portarti ad una serie incontrollabile di patologie.
Scegli oggi la strada opposta.
Non ti propongo il detto di mia nonna al contrario, che suonerebbe come dolore a breve termine, piacere a lungo termine, qui non parliamo di dolore, non correrai nessun rischio se verrai ben seguito e indirizzato da

professionisti. Si tratta piuttosto di sacrificio per ottenere una bellissima ricompensa: una vita longeva predisposta alla salute.

Lascia che il cibo sia la tua medicina.

Sosteneva Ippocrate, già migliaia di anni fa, che il cibo fosse pensato per il sostentamento e come farmaco naturale per la prevenzione delle malattie e la promozione della salute.

Mangia.

Inizia a scegliere coscienziosamente cosa mettere sul tuo piatto.

Prenderci del tempo per comunicare con il pasto, magari con un paio di respiri o offrendo una benedizione, favorirà la calma e la gratitudine per una migliore digestione e darà un messaggio positivo al corpo.

Muoviti.

Hai a disposizione una giornata di ventiquattro ore. Sono certo che troverai tempo sufficiente da dedicare all'esercizio.

La chiave del successo è la ripetizione.

Perdonati.

Il tempo delle colpe è finito.

Non siamo nati sbagliati, grassi, sfortunati o malati. Siamo nati per onorare la vita ed essere felici.

Questa è la nostra missione e questo deve essere il nostro mood di pensiero.

Siamo semplicemente ciò che siamo: belle persone che vogliono il meglio per sè stessi e per le persone che amano. Persone che oggi sanno come vivere una vita migliore.

Accetta la sfida.

Una bellissima gara contro te stesso, dove al traguardo, vincente, ti sarai liberato da zavorre, peso in eccesso e cattive abitudini.

Inizia da piccoli step e poniti progressivamente obiettivi sempre più ambiziosi.

Roma non è stata costruita in un giorno.

L'alimentazione e l'esercizio fisico devono essere sostenibili per farli entrare nella rosa delle tue nuove abitudini, nel tuo stile di vita sano.

Adesso che siamo responsabili e consapevoli siamo pronti a rendere la nostra vita favolosa come dovrebbe essere: piena di sorrisi, ricca di cibo sano e persone gentili, in allegro movimento, traboccante d'amore.

* 9 7 8 1 0 0 8 9 7 9 2 2 2 *